現役理学
成功に導
碧式メソ

1日
間の営業で
一番
った理由

現役理学療法士・整体院碧院長
藪口亮太

みらい PUBLISHING

はじめに――「普通以下」だった私が上手くいった理由

本書をお手に取っていただきありがとうございます。理学療法士の藪口亮太です。

この本では、ダメダメ人間だった私が6年間で繁盛店を作り上げた方法を大公開させていただきます。私が実践したことは、『自分のマインドを最強の味方にする』メソッドです。

この本を読み終わったとき、日々仕事や家事に追われながら頑張るあなたが自分の心の豊かさを手に入れる働き方を知り、たった一度の人生を楽しめるようなマインドになっていただけていれば嬉しいです。

本当に誰でもできるようになりますので、ぜひ最後までお読みいただけたら幸いです。

私は兵庫県姫路市で育ち、現在も姫路市に在住しています。理学療法士という、身体の機能の回復をサポートする国家資格を取得し、リハビリテーションの専門職として、かつては病院に勤務していましたが、２０１６年に一人で整体師として働くことを決意し、姫路市内に整体院碧を開業しました。整体師としての仕事はもちろん、働き方に迷われているセラピストさんや経営に悩まれている理学療法士・整体師の方のための情報も発信しています。

整体院碧は、理学療法士として病院に勤務していた経験を活かし、痛みやコリなどの悩みの根本的な改善から小顔やスタイル矯正、ボディメイクまでを可能とした複合型の総合美容整体サロンです。２０２３年8月には2店舗目を姫路市大津にオープンする予定です。

整体サロンと聞くと、痛みを改善するためのリラクゼーションといったイメージが強いかもしれませんが、当サロンは美容にも力を入れており、パーソナルトレーニングや歯に本来の白さを取り戻すセルフホワイトニングなども実施していることが大きな特徴です。お客様それぞれの悩みや希望に沿ったメニューを提供し、姿勢やスタイルまでを整えていくトータルケアのできる、地域で唯一の整体サロンを目指しています。

また、身体の痛みや美容に悩むお客様をサポートしたいと思われる方々に向けて、美容整体スキルを伝える美容セラピストの学校「トータル美容セラピスト協会」を運営しています。

おかげさまで、全国ファッション誌sweetやMOREに掲載いただき、サロンは約2、3週間先まで常に予約待ち。土日に関しては約1ヶ月待ちの店になっています。また、InstagramやYouTubeでみなさまのお役に立てる情報を配信し続けることで、多くの方にフォローしていただけるようになりました。基本的には施術の予約を優先しているため、なかなか時間が取れないのですが、美容整体スキルの技術講座を募集すると毎回満員御礼といった状態です。

このようなことをお話しすると、「すごいですね！　経営の才能があったからできたのではないですか？」などと思われるかもしれませんが、そんなことは全くありません。私は元々、勉強が大嫌い、人とのコミュニケーションもとにかく苦手なダメダメ人間でした。不登校の時期もあったくらいで、間違っても才能があるなんて言える経歴ではありません。

20代後半までは、本当に挫折だらけの人生でした。そのような中でも、良い仲間との出会いが少しずつ自分自身を変えるきっかけを作ってくれたのだと思います。こんな私でも変われたので、この本を読んでくださっているあなたが現状を変えたいのであれば、少しでも変わるきっかけになれば嬉しく思います。

私は、中学校を卒業後すぐに家業を手伝い、やる気もなく無気力に過ごしてきました。ただなんとなく手伝いをこなしている、何も楽しくない毎日でした。中学校での過ごし方がこのような状態にしてしまったかもしれませんが、それは誰でもなく自分の責任です。

小学校のときは明るくて、友達も多く、人気者だったと記憶しています。特にこれといった特技があったわけではないですが、特に頑張らなくても勉強やスポーツはそれなりにできていましたし、成績も優秀だったと記憶しています。

2つの小学校が集まった中学校は、人数が多くなり、友達付き合いが上手くいかないようになりました。勉強の難易度も上がり、成績も次第に落ちていきました。

全く勉強はしてこなかったので、当然授業にもついていけません。「できない奴」のレッテルを貼られた私は、友達も自然と少なくなっていきました。それで離れてい く程度の友達だったと言われればその通りです。当時の自分の周りにいたのは、自分と同じような、なんとなくで生きている人達だったので、状況が良くなるはずがありません。

私の中学時代は、このような悪循環から、徐々に自分自身が持っていたはずの長所、明るさも消えていきました。もし勉強やクラブ活動に一生懸命に取り組んでいたら、きっと学生生活は全く違っていたでしょう。全ては無気力だった自分の責任です。他人に責任を転嫁すれば楽です。しかし誰かに責任を押しつけても決して自分は変わることはないとわかっていました。

何事も「自分の間違いを認めて変わりたい」と願うことから始まります。

さて、中学校を卒業して、家業を手伝っていた私ですが、あるとき、家業が廃業してしまいました。父と母は雇われとして別の仕事をするようになりました。しかし、何をすれば良いのかわからなかった私は、特にやりたい仕事があるわけでもなく、ふらふらとアルバイト生活を続けていました。そのような無気力な人間に対して世間は冷たく、真面目に働かなければ人並みの生活も送れないなと感じる毎日でした。半ば人生に対しても諦めモードでしたが、「やりたいことを見つけなければ、自分がダメになる」と思い、少しだけ興味のあった劇団やゴスペル団体に入りながら、自分探しをする毎日を過ごしていました。

劇団での経験は今の自分に活きていると思います。何より、本来の明るさを失っていた私に長所を取り戻すきっかけをくれたのはここでの経験だと思います。「中学校時代の二の舞は避けたい、変わりたい」と思っていた私は、積極的に劇団の演劇やダンスのクラスに参加して舞台経験を積んでいきました。人前に立つのは、最初は恥ずかしかったですが、周りの仲間の支えもあって振り切る度胸を覚えることができました。そのおかげで、人前に立つことに抵抗がなくなりました。仲間がいるからお互い高め合って頑張れるということに気づき、本当にお恥ずかしい話ですが、生まれて初めてやっと仲間の大切さに気づくことができました。

劇団を辞めてからもふらふらしていた時期はありましたが、劇団に入ったことにより人との関わり方が身に付き、少しだけ自分という存在を認めることができたように思います。

そして、今まで飽き性で努力もほとんどしてこなかった私でしたが、少しは努力することの大切さがわかった気がしました。これまではどのような仕事に就いても、長続きしませんでしたが、さまざまな仕事を経験する中で、物事を少しずつ前向きに捉えられるようにもなりました。

ファーストフード店でハンバーガーを作ったり、カフェでデザインカプチーノを淹れてみたり、職業訓練校に通って仕事に対する基本的なことを学んでみたり、アパレルショップで服を畳んでみたり、営業マンをしてみたり……。

ファーストフード店では、良き友人に巡り会えました。カフェではカッコよく働くことを学びました。職業訓練では社会人の仲間に出会え、アパレルではおしゃれをして働くことの楽しさを知りました。また営業では仕事の厳しさを学びました。しかし、世間的には定職についているわけではなく、ただ行き当たりばったりで、まだまだ普通以下の状況でした。

例え定職に就いたとしても、ただなんとなく働いているだけではダメです。また、自分探しのためにやりたいことをやっているだけでもダメです。やりたいことを本気でするということは、そんなに簡単ではありません。残念ながら、そのことに当時の私は全く気づいていませんでした。

とにかく当時は、このままではダメだと思い、まずは仕事をしながら高校に通い、高卒の資格を取りました。しかし大卒が当たり前の時代ですから、高卒で就ける仕事は限られています。まだまだこんな自分ではダメなのだと思い知りました。

「高卒の資格を持っているのは当たり前なんだ。当たり前すぎて誰も認めてはくれない。何よりこんな気持ちで働いたとしても楽しくない。このままでは結婚もできない、お先真っ暗な人生だ」と思った私は、もう一段上の自分を目指すことにしました。

実は、私は2回ほど肺気胸という病気で入院していたことがありました。そこで一つの大きな転機があったのです。入院中に病院内を散策しているときに、何人かの患者さんが医療職の方と、ある部屋に入っていくのを見かけました。リハビリテーション室です。そこで数人の患者さんがリハビリを受けている姿を初めて見ました。このとき初めて理学療法士という職種を知りました。

理学療法士の仕事なら専門的な技術で資格が必要になるし、今後もし自分が働いていくにしても、やり甲斐もあり、胸を張れる仕事ではないか。エッセンシャルワーカーをしている母の勧めもあり、働きながら理学療法士の専門学校に通い、猛勉強の末、無事に国家資格を取得することができました。

理学療法士として病院で働くことが決まりました。この頃の私は、ほぼ週休2日制の病院勤務、月収20万円の普通のサラリーマンでした。今までが今までだっただけに、最初は胸を張れる仕事をしていることにとても満足していました。普通のサラリーマンになれたことを素直に嬉しく感じていました。そんな中、自分には一生できないと思っていた結婚までできたのです。少しずつ、自分の努力が身を結びつつあるなと感じていました。

しかし、仕事として良かったのは最初だけで、理学療法士として働いていてもなかなか患者さんを治せない日々が続きました。徐々にまた自分が嫌になり、さまざまなセミナーに参加しては治療スキルを学んでいきました。そしていつの間にか、私は知識が大好きな『セミナーオタク』になっていました。

そんな私が「一人で自由に自分の好きなことで働いてみたい」という思いを抱いたのは31歳のときです。自分の知識と技術で患者さんもある程度治せるようになり、自信がつき、起業を視野に入れて動き始めました。そして起業をしながらダブルワークが可能な病院を探し、その条件に合う整形外科に巡り合うことができました。

新しい職場では、デイケアやデイサービス、訪問整体等のあらゆる理学療法に携わることができました。慢性疾患から骨折などの外傷治療など、多くの症例を経験し、さらに自分に自信をつけていきました。その間に延べ数万という治療にあたりました。

「これならいける！」と思い、まずは、土日のみの週末開業をスタートさせました。毎日楽しく働くという自分の理想の働き方の実現のためです。

そして週末開業でも順調に稼げるようになっていき、週末だけで毎月の病院の稼ぎを上回るようになりました。週末の開業のみで月30万円が収入の基本となるところまで持っていきました。

「これならどんな患者さんが来ても大丈夫だ！」と自分の技術に絶対の自信を持ち、

整形外科の勤務日数を減らしていき、満を持して平日開業に踏み切りました。

開業当初は、「自分の技術ですぐに繁盛サロンを作ろう！」と思っていました。しかしいざ平日開業に踏み切っても3ヶ月は新規客が来ません。リピート率も悪く、売上も思うように上がりません。そんな想定外の最悪の状態でまた挫折しかけていました。さらに広告費や家賃などの支払いで経費がかさみ、このままではサロンを続けていくことができない……という不安が頭の中によぎります。

そもそも、今の知識と技術を身につけるまでに、途方もない「時間」と「お金」を投資してきたはずなのに……。

それなのに、まず自分自身が楽しく仕事ができていないし、もっとカッコよく楽しく働きたくてこの仕事をしていたはずなのに理想の働き方とはほど遠い状態、自分のやりたい治療ができるよう、家族との時間を手に入れるために開業したのに、結局やっていることは雇われのときと同じ……むしろそれ以下……これなら雇われのままのほうがよかった……。

そのような思いが渦巻くなか、どうしたらもっとお客様に喜んでもらえる施術が提供できるのか？　求められているものはなんなのか？　楽しくカッコよく働くには？自分自身の理想である、毎日楽しく働くことを実現するには？　ということを本気で考えるようになりました。

どん底を経験したからこそ自分の人生に本気になることを決めました。こうした理想と現実の葛藤の中から「碧式美容整体」が誕生しました。

こうして逆風から始まった私の起業。早くも6年余りが経ち、今では、当時のどん底経営が嘘のようにお客様で溢れるサロンとなりました。

現在は、法人化し、働く時間は1日6時間程度で、営業時間も普通のサラリーマンでは考えられない午後3時までという形態です。独立してどん底を経験してから月収はサラリーマン時代の3倍以上になり、安定的にその状況が続くまで持っていくことができました。

私は今、みなさまに喜んでいただけることを仕事にしています。経営なんて全くの素人だった私が、本当に普通だった、いや普通以下だった私が、大好きなことを仕事にして経営を成り立たせることができたのです。

もちろん、想いだけでここまで来られた、そんなわけはありません。

上手くいったのには理由があります。それは私が、今までの経験から学んできたあるメソッドを活用していることです。このメソッドのおかげで私が起業したときは、初期投資はほとんどせずに他の多くの起業家さん達とは全く異なるスタイルで起業できています。

逆境に立たされても物事の捉え方を変えることができれば、自分の好きなことで自由に働くことができる。これを実践し続けてこそ、たくさんのことがわかりました。

私が起業した6年前、その当時は、理学療法士の起業家さんは地域ではゼロの状態。大阪や京都まで行かないと情報は得られないような時代でした。

実際に一人で働くと決断し、動き始めていた頃、周りの人と価値観が合わず、「お前なんかにできるわけない」と笑われ、離れていく仲間もいました。理学療法士は、病院で働くのが当たり前という考え方が主流でしたので仕方ないことなのかもしれません。

しかし、起業したこともない人に何を言われたところで、目標が明確になった私には響きませんでした。ただただ「見返してやろう」という気持ちでした。その気持ちを忘れず、走り続けた結果、毎日楽しく自由に働くという結果を出し続けて、6年余りが経とうとしています。

では、どうやって結果を出し続けられるようになったのか？

秘訣は、先ほどお伝えしたあるメソッドです。本当にこれだけです。

メソッドって何？　そんなもので変われないでしょう？　という声が聞こえてきそうですが、これさえ活用できれば、結果を出し続けることは簡単です。どうやってメソッドを活かせば結果を出せるかについて、詳しくは第1章からお話ししたいと思います。

目次

第2章　自分の好きなことで成功するマインドメソッド　057

第5章　ワクワクが止まらないサロン経営術　139

第6章　理想の自分、理想の経営者になる　161

第１章

少しでも今の自分を変えたいあなたへ

▼何をやっても上手くいかないのはなぜ？

上手くいかないのには理由があります。あなたは何をやっても上手くいかないと思っていませんか？　そう思っているのならそれは大きな間違いです。

▼壁の存在を知る

まずは、あなたがやりたいことがあるとします。あなたがそのやりたいことをやるためには、やらなければならないことが存在します。それが「壁」です。壁の内容はさまざまですが、実際にあなたがやりたいことが明確になったのに、そのための資金が必要だったり、家族や職場の上司に「そんなことする必要はない」と阻まれたり……そんな経験はありませんか？

そのような壁を乗り越えられないでいると、何をやっても上手くいかないという思考に陥りやすいのです。しかし、今のあなたの目の前にある壁は、今のあなたが乗り越えることができる壁なのです。そもそも高すぎる壁は見えません。

その壁を一つずつ越えていくことでまた新しい壁が出現し、それをまた乗り越えることで物事が少しずつ上手くいくようになります。そのような『成功体験』が自分の人生を好転させることにはとても大切なのです。

なぜなら、あなたの脳はその成功体験を覚え、あなたが喜ぶなら、嬉しかったことをもう一度体験させてあげたいと思ってくれるのです。

その壁を出現させるには、まずは、自分がどうなりたいかを探すことが必要ですが、最初は明確な理想像がなくても、「なんとなくこうなりたいな」という憧れでいいのです。

その「なんとなくこうなりたい」が見つかることで壁が出現し、その壁を一つずつ越えていくことで物事が好転していくようになります。

一方、何をやっても上手くいかないというのは、まだ自分が何をしたいかが見えていない状態なので何をやっていいのかわからないからそう感じるということなのです。

そのような状態が続くと目的を見失ってしまい、自分はダメな人間なんだと落ち込んでしまいそうになります。しかし、それが良くない負のループとなります。

マイナスのエネルギーには、マイナスを引き寄せる傾向があります（これは人間関係でも同じといえます）。ですので、より上手くいかない状態を知らず知らずのうちに、自分の中で作り出してしまうのです。以前の私もまさにそのような感じでした。そのようなループに陥りそうだと感じたら、ひとまず立ち止まって考えるようにしましょう。

そして、これだけは覚えておいてください。ありきたりな言葉だと思われるかもしれませんが、壁は乗り越えられる人にしかやってきません。

例えば、あなたのやりたいことを家族や友達が反対して妨げてくることがあったとしましょう。

あなたが、自分本意ではなく、しっかり家族や友達のことも考えて、ただ正しいことをしようとしているなら、絶対に説得できるはずです。それでも説得できないなら、それはあなたに問題があるといえます。あなた自身がどうしたいか、そして、それはどのようなメリットをもたらし、どのようなデメリットがあるのかまでしっかり考えてからもう一度伝えましょう。あなたのことを信じてついてきた人ならきっと納得してくれるでしょう。

実際に、私も起業するとき、最初は家族から反対されましたが、しっかりメリット、デメリットや起業する目的を伝えていくうちに、了承してもらえました。人は想いに心を動かされます。家族は本当の意味では反対していないのです。応援したいけれど心配なのです。つまり、起業して安定した生活が送れるかどうかが不安なだけで、心の底では本当はあなたを信頼しているし、信頼したいのです。そう思ってくれていることをしっかりと自分の胸に刻んで、やりたいことをしっかり話してみてください。きっと応援してくれると思いますよ。説得できないならその原因はあなた自身の熱量の不足か、準備不足、または今まで有言実行していないか、にあります。

了承してもらえないことを家族や友達、周りのせいにせず、まずは信頼してもらえるように行動しましょう。そして、何より家族や友達を安心させてあげられるような人でありましょう。

▼夢は叶わないと思っていませんか？

私の子どもの頃の話をしたいと思います。

私は小学生の頃は、特に努力していなくてもそれなりに勉強ができて、普通にサラリーマンとかになるのかなと思っていて、決められたレールの上を歩いていた気がします。もちろんそれが悪いわけではないのですが、大人になって初めて自分の可能性を試したいと思うようになりました。

子どもの頃、もちろんなりたい職業も、夢もありました。しかしそんなものは、本当に夢の話であって当時も叶うわけがないと思っていました。当然です。そのときの私は、何をやっても途中で諦めて、取り立てて特別な才能があったわけでもなく、ほんの小さな目標さえも叶えたことがないのだから。いつも他人任せで、誰かがこんな私を何とかしてくれるだろうなんて思っていました。

中学生の頃なんて特に最悪で、何も面白くない毎日で、一見、真面目そうに見えるのに、勉強もできない、かといって不良でもない、友達もいない、自分は何のために生きているのだろうとまで考えたこともありました。

何もやりたいことがない状況だと壁さえも見えませんでした。このままでは普通の大人にさえなれないのではという危機感だけがありました。でも、自分で努力することなんて全くなく、勉強もせず、上手くいかないことを人のせいにばかりしていました。

わかりますか？　このような脳の思考だと、何も良いことは起こりません。自分自身で何とかしようという思いがない状況では、脳も良いことを起こしようがないのです。

どんな夢でもいいのです。ほんの小さな目標でもいい。それがあるだけで事態は必ず好転していきます。思考を変えていくことであなたの夢や目標は現実のものとなるのです。

その思考を変えていく方法を順を追ってお伝えしていきますので、最後までご覧くださいね。

▼あなたの夢や目標が叶わない理由とは？

ここで、以前、受講生から質問されたことをシェアしたいと思います。

「願いごとを手帳に書いて、そのことを周りに話したりしています。何かで、願ったり書いたりするだけで夢が叶うと聞いたのでそうしていますが、それだけでは叶わないのでしょうか？」という内容です。

実際には、もちろんそれで叶う人もいるので、絶対に叶わないということではないと前置きした上でお話しします。まあ確かに、実際にそれだけで叶うのなら世の中みんなハッピーで、願いを手帳に書きまくりますよね。現実はやはりそんなに甘くないのです。

私も、自分を変えたくて仕方なくて、自己啓発本を買い、読み漁っていたこともあります。ですがふと気づいたのです。そういうことではないことに。

もちろん書いたり、話したり、願うのは大切なのですが、それにプラスアルファする必要があります。それは潜在意識や、脳メソッドといわれるものと似ているのですが、実は全く違っていて、その正体は『マインド』なのです。すでにお伝えしている、物事の捉え方を変えるということです。「叶わない」と思っているのは、マインドでブロックをかけているからなのです。どこかでできないと思っている、またはそういう思考回路を実は自分の中で勝手に作ってしまっているのです。

叶った自分を想像して行動することをプラスで実行してみてください。不思議と夢や目標が一つひとつ叶う方向に変わっていきます。

▼マイナスのループを断つ

さて、物事が上手くいくようになるために大切なことをまた一つお話しします。

マイナスのループというものを断つことです。そもそもマイナスな状態にならなければいいのですが、人生で予期せぬことは起こってしまうので、マイナスな状態をゼロにするということはまず無理です。ですので、そうなったときの対処法を知ることが大切です。マイナスな気持ちに陥っているときは気づきにくいものですが、「あれ？　なんだか調子悪いな」とか「頑張っているのに結果がついてこない」とか「楽しめていない」などの嫌な気持ちになっていないかがサインだと捉えて、それをいち早く察知して気づけるようにしましょう。それを気にかけていれば、徐々にサインを見落とさず、気づける回数が増えてきます。

そして、そのようなサインに気づけたときは、一旦深呼吸して自分の好きなことを考えましょう。どんな状況でもある程度自分を客観視できていることが大切ですね。

マイナスはマイナスを、プラスはプラスを引き寄せます。マイナスのときは、できるだけ早く一緒にいて楽しいと思える人と会い、自分を高めてくれる人と一緒にいるようにしましょう。もし、あなたが愚痴ばかり言っているならマイナスを引き寄せ、さらにマイナスを呼びます。

私も営業の仕事をしているときに、ちょっとしたミスから大きなクレームに発展したことがありました。発注ミスで大量の在庫を抱えてしまい、会社として大きな損失を被りました。実際の金額は覚えていませんが、少なく見積もっても数百万円の損失で、当時の私にとっては恐ろしい金額でした。そのときは、気分が落ち込んで、毎朝、職場に行くと怒られるのでは？　とか実際に起こっていないことまで悪いほうに考えてしまい、マイナスを自分から引き寄せていました。そういう状況下なので、日常のあらゆる場面でもその失敗が頭から離れず、運転中もそのことに気を取られて、追突事故まで起こしてしまいました。まさに負のループでした。しかもその相手がめちゃくちゃ強面のおじさんで「人生詰んだかな」とまで思いました。ですが幸い、相手のおじさんも大したケガはなく、ことなきを得ました。

このときの私はまだ、このようなマイナスのループに対しての解決方法を知らなかったので、実際にクレーム処理が片付いていくことで少しずつ回復していきましたが、マイナスから抜け出すのに大変時間を費やしました。

起きてしまったマイナスに対して、どうプラスに捉えて向き合っていくか、これに尽きます。

今の成長した私なら、この程度のクレームは笑い飛ばせると思います。まあ、実際に社内で笑い飛ばしたりはしませんが。

▼どん底からの大逆転

続いては開業当初のお話です。私が経験したどん底を知ってほしいと思います。私は開業当初、１００万円ほどはあったであろう貯金が、最初の3ヶ月でどんどん減っていき、この先どうなってしまうのだろうという恐怖感に襲われました。

営業の仕事のときに出した損失よりも自分自身の貯金が減っていくことは、もっときつい状況でした。当時働いていた会社には申しわけないのですが、会社で損失を出しても自分で直接、賠償する必要はありません。ですが、開業すると全ての責任は自分にのしかかってきます。貯金がなくなると仕事も思うようにできないので、命の危機と同じようなものです。

本当にどうしたらいいのかわからないような状態で、「最後、この広告をかけてお客様が来なかったらもうだめかもしれない」と思いつつ、貯金が残り10万円といった状況まで追い込まれ、これが最後の広告だという思いで広告費に費やしました。

ここから再びお客様が増え、大逆転劇が始まりました。なぜ、大逆転できたのか？

最後の広告をかける前に、自分がやるしかないという窮地に追い込まれたことで強い想いを持ち、集客できていない原因を洗い出して、物事の捉え方までを見直したおかげで、その広告からお客様に来ていただけるようになりました。

一度このようなどん底を経験すると自分の強みになります。どん底に落ちそうになると、負けそうになる自分がいますが、そこで諦めないことが大切です。

この大逆転をきっかけに、考え方や捉え方を変えれば、どんな状況であれ、向上することができると実感しました。

つまり、『自分を自分でコントロールする』ことが大切なのです。

諦めるのも自分、逃げずに諦めないのも自分、自分がどんな自分になりたいか、どん底を経験したとき、どういう自分でいたいか、常に考えるのです。そして、自分が決めたことをやり遂げる覚悟が必要です。

ですが、追い込みすぎずに。ダメだと思ったら、逃げてもいいのです。その場合、向いていなかったのかもしれませんし、やり方が合っていなかっただけなのかもしれません。まず、やってみないと自分に合っているかどうかもわかりませんから、試しに行動を起こすことが重要です。

そして、常にどんな自分でいたいかを問いかけて自分と対話する時間を持つと、やりたいことややるべきことが明確になって、意外と知らない自分に出会えたりして楽しいですよ。

つまり、自分自身を客観的にセルフコーチングするのです。自分でコーチングできると一気に夢や目標が加速していきます。

▼どんな自分になりたいかを明確にする

自分自身がどんな自分になりたいかを書き出してみましょう。そうすることで今まで見えなかった自分が発見できるかもしれません。常にカッコいい自分でいたいとか、お金持ちになりたいとか、毎日を楽しんでいる自分になりたいなど、何でも構いません。

また、こういうふうにはなりたくないなといった希望も、なりたい自分と同様に、書き出してみましょう。書き出すことで、今まで知らなかった自分の希望を明確にイメージできるようになり、その希望を叶えるためにはどのようなことが必要かまで考えることができます。どのようなことが必要かまで書き出すことができたら、やりたいことがどんどん見え始めイメージが膨らんでいきます。楽しみながらぜひ書き出してみてください。

私もよく手帳に書き出して更新しています。少しずつなりたい自分がイメージできるようになることで自分のことがよりわかるようになります。自分自身の思わぬ欠点にも気づけたりします。ただ、なんとなく生きているだけでは気づけないことも多いので、書き出さないともったいないです。

また、詳しく書き出せるとより良いです。例えば、家事もこなしながら自分の好きなことを仕事にできるカッコいい私になりたい！　とか。周りに助けてもらいながら、育児と仕事を両立したいとか。仕事と家庭を両立しながら、ノマドワーカーのようにおしゃれに働きたいとか。慣れてきたらより細かく書き出してみましょう。

さらに、『自分が何のために生まれてきたのか』まで深く考えてみるのも面白いです。生きる目的がわかることで、俄然、自分の人生にやる気が湧いて出てきます。

▼何歳からだってチャレンジしていい

あなたはどうなりたいですか？　私が起業する前に思っていたのは、「自分の好きなことや、やりたいことを仕事にして働きたい」でした。もちろん、安月給で好きな仕事をするのではなく、人並み以上に安定した生活を送りたいとも思っていました。それに加え、家族や自分の時間も大切にしたいので、長時間勤務ではなく、自分の働きたい勤務時間で働けることを望んでいました。とりあえず自分の希望を並べただけで、最初はこんなワガママな夢は叶わないと思い込んでいました。

謙虚な日本人の性格上、そう思っている方は多いと思います。ですが、叶います。正確にいうと、叶うと思うから叶うのです。

もう一度、私のようにチャレンジして一度諦めた夢や目標を叶えませんか？

何歳からだって遅くはないです。私だって30歳目前から理学療法士の専門学校に通い始めたのですから。

ここで、専門学校時代のことをお話ししたいと思います。

私が元々通っていた専門学校は夜間部だったので、クラスメイトには私と同じような境遇の人がいました。昼間働いて、夜に学校で授業を受けるといった形です。ですが、大人でも中途半端な気持ちで通う人が多く、勉強や実習が厳しいということもあり、卒業する頃にはなんと、入学時の半分の生徒数になっていました。最後まで残った人達は何か目標があったからこそ頑張れていたのだと思います。

私は、大人になってまで辛いことやしんどいことはしたくない、学校や実習で怒られたくないという気持ちになり、勉強がしんどくて辛くて辞めたくなることもありました。ですが、「ここで諦めたら変われない」と思えたからこそ頑張れました。

その当時の支えてくれた仲間には感謝しています。大人になってから専門学校に通っていた夜間部の私達は、純粋にストレートで上がってきている昼間部の学生とは違い、今まで生きてきて何も成していないからこそ学びに行っているわけで、その当時はプライドも捨てて、気持ちを入れ替えてやりきりました。クラスメイトには40代や50代の方もいました。諦めて何もしない人よりも、何歳になっても再チャレンジする姿勢はカッコいいと思いました。

何が言いたいのかというと、物事を始めるのに年齢は関係ないということです。もちろん早く始めるに越したことはありません。ですが、早く始めたからといって、何事でもすごくできる人になれるかというと案外そうでもありません。遅く始めても、やる気さえあれば、早く始めた人を追い抜かすことだって可能です。大切なのは、早くやることではなく、何をやるか。そして突き詰めていくと『何をやりたいか』です。

実際に30歳手前から経験した私が言うのですから、大丈夫です。あなたも何をやりたいか書き出してみてくださいね。

▼やりたいことは全て叶うということ

先ほどお伝えしたように、なりたい自分の他に、自分がやりたいこともしっかりと書き出しておきましょう。いつでも見返せるように財布や手帳のわかりやすいところに持っておいたりすることがオススメです。そうするだけでも叶えられる確率が格段に上がります。叶えるための具体的な方法は、次章からメソッドとして少しずつ明かしていきますね。

やりたいことに近づくためにしっかりとステップを踏み、順序立てて書き出していきましょう。どうすれば、叶うかまでをしっかり考えられるようになれば、どんどんと目標は叶いやすくなります。

叶うために絶対的に必要なことがあります。それは、『決断力を磨くこと』です！

あなたがこれからどうしたいか、そのための障害となる壁が立ち塞がったときに、あなたはどうするのか。これらを真剣に考えていく必要があります。

自分の人生やステージを変えたいなら、やりきることも大切です。どんどん自分で決めることや選択を迫られることが増えますが、それらをクリアすることで決断力が身に付いていきます。

やりたいこと、つまり、あなたの人生のミッションを決めることです。そして決めることができたら、その目標に向かって突き進むだけです。

決断できない人は、自分に自信がなく、自分を守りたいだけ。ですが、何かを成し遂げるためにはそれを決めきる覚悟が必要になります。それができるようになると、あっという間に人生が楽しくなりますよ。なぜなら、金銭面において稼げるようになると自分で決められることも増えて、仕事をすること自体が楽しくなってきますから。

▼ワガママな自分でいい

6年前に起業したとき、私もやりたいことを手帳に書き出しました。自分に素直になってやりたいことをただただ書いていくと、ワガママで無謀だと思えるようなことも出てきました。

そのときは、やりたいこと、なりたい自分を書き出すことが目的だったので、ワガママな自分を受け入れてワガママのままでもいいと思考を変えました。

だって自分で起業するのに、周りの目ばかり気にしていても仕方ないですし、無謀なことに挑戦するのも自分なのですから。その内容を、みなさんにシェアしたいと思います。それがこちら。

▼実際に叶った私の夢

◆仕事の時間は午後3時までにしてゆったり時間を過ごしたい

◆本気で通ってくれるお客様だけを診ていきたい

◆自分を知ってくれている仲の良いスタッフと和気あいあいと働きたい

◆組織の縛りをゼロにしたい

◆給料は病院勤務時代の3倍はほしい

◆カフェでノマドワーカーのようにゆったり仕事をしたい

◆スタバでMacBookを片手に自由に仕事をしたい

◆関西ウォーカーに掲載されたい

◆全国ファッション誌に掲載されたい

◆姫路市の整体で口コミランキングNo・1を取りたい!!

◆兵庫県の整体でも口コミランキング上位に!!

◆美容整体技術を教えるプロ対象のセミナー講師になりたい

◆積水ハウスで家を建てたい
◆レクサスを愛車にしたい
◆ルイ・ヴィトンのバッグや財布がほしい
◆ザ・リッツ・カールトンのスイートに泊まりたい
◆ミシュランガイド3つ星店に行きたい

こんな呆れられそうな数々のワガママ、普通に働いている人からしたら怒られそうですが、こんなことが実際に叶いました。起業する前のあのときは、誰もが叶うと思っていなかったワガママが、いとも簡単に叶ってしまったのです！

もちろんその当時は現状をどうにかしようと必死だったので簡単だと思っていたわけではないですが、今思えばとても簡単なことでした。

ですので、ワガママだと思うようなことでも自分がやりたいと思ったら書き出してください。そして、無謀なことでも諦めないでチャレンジしてみてください。必ず叶います。

▼ラッキーな人になる方法

運とは何か。考えたことありますか？　私は昔から上手くいかなくなったときに、努力するよりも先に、どうすれば運が良くなるのかを、ひたすら考えていました（笑）。

運というのは、もちろん万人に等しくあるわけではなく、残念ながら人によって当然異なります。しかし、ラッキーな人、ツイてる人には、みんなあるといっても過言ではない特徴があります。運を良くしたい方は、まずその特徴を真似することから始めてみましょう。

あなたの周りにラッキーな人や、ツイてる人はいませんか？

特徴を探すために、まず、あなたの親しい人の中からツイている人を見つけてその人の言動を注意深く観察します。そして、その人と一緒にいる時間を増やして言動を真似していきましょう。

つまり、ラッキーな人とそうでない人の大きな違いは、『発する言葉や捉え方』です。ラッキーな人は常にポジティブです。ポジティブな言葉を発しています。物事の捉え方が人生を決めると言っても過言ではありません。つまりポジティブな人はその捉え方が常に肯定的なのです。

どういうことなのかを簡単に説明しますね。例えば、あなたが仕事に追われて、その日の作業が思うように進まなかったら、どうでしょう？　どちらかといえば、嫌な気分、ネガティブな思考になりますよね？　ですが、ポジティブな人はそれを良い方向に捉えようと努力します。「この仕事が終わったら自分のスキルアップに繋がるぞ！」とか、「次に同じような仕事が来ても早くこなせるようになる！」と切り替えができるのです。

最初はなかなか難しいですが、クセ付けしてできるようになれば面白くなってきます。

私が肺気胸で入院して理学療法士になろうと決めたとき、普通なら入院を不幸であると捉えるかと思いますが、不思議と入院したことさえ導かれているような気がしました。もちろんその当時は入院なんて嫌でしたが、後々そう考えるようになりました。ダメダメな人生だと思っていても、変わるきっかけは必ずあります。不意に訪れるそのチャンスを見落とさないことが大切です。チャンスは本当に突然やって来るものです。ポジティブな思考の切り替えができていないと、チャンスをチャンスと気づかずに見逃してしまうことも意外と多いです。それを掴むかどうかは自分次第です。『ピンチはチャンス』の言葉通り、私の場合はこの入院がチャンスでした。一度、立ち止まって将来のことをしっかり考えることができたからです。

▼不意に訪れるサインを見落とすな

日々忙しく仕事をこなしていると、意外と立ち止まってあれやこれや考える時間はありません。それを考える時間がもらえたということや、身体を壊したということはやはり何かのサインなのです。

こういったサインは誰にでも必ず起こり得ます。あなたもそのチャンスを逃さないようにしっかり準備しておきましょう。先ほどもお伝えしたように『捉え方』です。全てその捉え方が今後のあなたを決めます。もちろん、そうはいってもサインをサインと気づかずに見逃してしまうこともあるでしょう。

サインの中には急に決断を迫られたりするときもあります。焦らずじっくりと、どの選択が自分にとって良い選択になるかを考えましょう。

また選択する上で一つポイントがあります。自分がなりたいと思っている今後の自分に選択させるクセを付けることです。未来のなりたい自分はどの選択をするのか想像してみましょう。もちろんこれも最初は難しいのですが、段々とクセ付けすることができるようになります。そうすることで少しずつあなたの理想とする人生が近づいてきます。全ては積み重ね、焦らず、いい決断をしていきましょう。

▼スペースを空けることを知ると楽になる

夢や目標を持って、楽しくなると頑張りすぎて周りが見えなくなることがあります。「最近忙しいな」、「ちょっと疲れているな」と感じたら自分自身の身の回りを整理することをオススメします。

実際に、自分のキャパシティがいっぱいになると余裕がなくなり、何をやっても上手くいかないといった状況に陥りやすいです。

ですので、優先順位を決めて取捨選択することが必要です。例えば、不要な習慣です。それがストレス解消になるならいいのですが、時間の無駄になることや結果的に自分を苦しめていることがあれば躊躇なく捨てていきましょう。

『7つの習慣　人格主義の回復』（スティーブン・R・コヴィー著）という本の「第二領域」でも書かれていますが、無駄を省いていくことです。『7つの習慣』については読むと利になることがたくさん書かれていますので、ぜひ一度読んでみてください。分厚い本なので、読むのがしんどいという方は漫画もあります。ぜひ、そちらをお読みください。

勉強会やセミナー、タスク管理など自分を高めてくれる「緊急ではないが、重要なこと」にフォーカスしましょう。そのためにも家事や育児は毎日のことであり必須なので捨てることはできないですが、ゲームやテレビなどの不要な習慣を省きましょう。

毎日家事や育児、仕事に追われて、緊急ではないことにはフォーカスする時間がない。そのような方もいるかと思います。そのような状況なら少しでも良くなる方法を考えましょう。

例えば、週1回程度は自分の好きなことができる時間を作るとか、お子さんが寝たら1時間は勉強の時間にするとか、ご褒美に趣味のカフェ巡りに行くとか。

また、家庭では家事の役割分担を決めて、旦那さんが掃除だけはやるようにするとか、ルンバや乾燥機付き洗濯機を導入して家事の負担を減らすなど、不要な習慣は極力減らして自分を高める時間を作りましょう。

お金がないから無理だと決めつけないでください。時間に追われず、時間を生むことがお金を生みます。まずはこれが人生をより良きものにする秘訣です。

こういったことが家庭内でできるようになると、気持ちにスペースができるので、心身ともにストレスが軽減されて楽になります。

私もやりたいことが多すぎて周りが見えなくなることもありますが、この方法で時間を生み出し、執筆する時間に使ったり、勉強する時間にしたり、息抜きにカフェに行ったりしています。

みなさんも、目標ができ、一生懸命すぎて周りが見えず疲れていると感じたら、負のループに陥る前に心のスペースを空ける必要があります。

▼タイムイズマネーを習慣化する

スペースを空けること、これは仕事でも同じで、自分がやらなくてもできる仕事は他の人に振ることです。

『タイムイズマネー』、その空いたスペースをあなたの大切にしている人のために使ったり、自分にしかできない仕事をしたり、自分の休みや休憩のために時間を使いましょう。

先述した通り、そうすることで少しずつあなたの心にスペースができ、余裕が出てきます。

余裕がある人はカッコよく見えませんか？　一度自分自身の身の回りを整理し、習慣自体を変えれば、あなたが「余裕のあるカッコいい人」になります。

私も仕事を誰かに振ることができず全て抱え込んでしまい、手が回らない状態に陥ったことがあります。そうなる前に仲間に助けを求める。仲間がいない人は部下に仕事を振るなどしましょう。従業員として働いていくなら、支え合える仲間は絶対に必要です。

どうやって良い仲間を作るかについてですが、自分がこの人に仲間になってほしいという人がいたら、まずは自分からその人を助けてあげることです。待っているだけでは、その人から仲間になってほしいと言われる確率はかなり低いです。必要だと思う仲間がいるなら、その人にとってもあなたが必要であると気づかせてあげることが重要です。

そのような仲間を集めることに割く時間は無駄ではなく大切だと思います。なぜなら、その仲間が今後のあなたを助けてくれるのですから。

必ずしも自分がしなくていい仕事は、適材適所に振り、時間を作り出し、時間からお金を生む習慣をつけましょう。

▼ダメダメな人生から大逆転する脳の仕組み

ダメダメな人生から大逆転することは可能です。実際にこんな私ができたのですから、あなたにもできます。少しのコツがわかれば思ったよりも簡単です。まずはそのヒントをお伝えします。

それは、脳の仕組みを理解した上で、物事の捉え方を変えること。先に少しお伝えしましたが、これに尽きます。脳の仕組みさえ理解することができれば、運もあなたの味方になってくれるのです。

まさか運頼みなのって思いましたか（笑）？　ですが、その仕組みを利用できる人には本当に運が味方になってくれるのです。

脳の仕組みを理解した上で物事の捉え方を変え、①潜在意識を利用すること、そして②マインド（物事の捉え方）と組み合わせると、最強の人生好転メソッドとなります。それを知ることがあなたの人生を好転させる源になります。

それでは第2章で詳しくお伝えしていきます。

第２章

自分の好きなことで成功するマインドメソッド

▼ツキを味方にする網様体賦活系《もうようたいふかつけい》と潜在意識

ツキを味方にするにはＲＡＳについて知ることが必要不可欠です。ＲＡＳ(Reticular Activating System) とは「網様体賦活系《もうようたいふかつけい》」のことで、脳幹にある「網様体」の集まりで、身体の生命活動を維持する働きがあります。簡単にいうと、ＲＡＳはＧＰＳに似た役割を果たしてくれる物凄い機能だといわれています。

目的地である『自分の目標』さえ決めれば、ＲＡＳはそこへたどり着くための情報を集め始め、行くべき道を教えようとしてくれます。ＲＡＳには入ってくる情報を振るいにかけて、何に注意を向けさせるか、どれくらい関心を起こすか、どの情報をシャットダウンして届かないようにするかを判断する役割があると解明されています。しかし、脳に情報が届いても潜在意識や習慣が変わらなければ、大きな変化は生まれません。そちらについても後述していきます。

人生でほとんど何も達成できない人、人生でほとんど何も得られない人が多いのは、自分の望みがはっきりとわからないまま、自分の人生を他人に委ねて日々なんとなく生きている人が多いからです。

そんな人生はやめて、あなたも人生を楽しみませんか？

私が変われたのだから、あなただって変われます。

変えていくステップとして、まずは、脳に「この夢や目標は叶えられる」ということを覚え込ませる必要があります。そのような状況を作っていくためには、日々「自分自身がどう在りたいか？」「どのようになりたいのか？」といった思いを持つことがとても大切です。その思いを持って、叶ったときの自分をイメージすることで、脳は目標を叶えようと意識し始めます。要するに『妄想』することが大切です。

それができるようになれば、あなた自身に必要な情報を勝手に、脳や潜在意識が探し出してくれます。あなた自身も何か気になることがあったときに、やたらとその情報が目についたりしませんか？　私も開業する前は、そのことについて調べたり、その情報ばかりが目についたりしていました。

それは、まさに脳の仕組みによるものです。脳を味方にして、潜在意識や習慣を変えることができれば、あなたの人生に道が開けます。

▼潜在意識の働き

私達の意識には、「顕在意識」と「潜在意識」があります。

顕在意識とは、普段私達が何かを考えたりして自覚できる意識のことです。一方、潜在意識とは、自覚されずに心の奥に潜んでいる意識のことです。

これらはよく「海に浮かんだ氷山」に例えられます。海面に出ていて見える部分は全体の1割程度に過ぎませんが、残りの9割は海面下に沈んでいて見えません。これと同じ構図が、人の意識にも当てはまるのです。水面から見える部分が顕在意識、水面下に隠れている部分が潜在意識です。

つまり、私達が普段何かを考えたりしている顕在意識の影響力はわずか1割程度しかなく、実は無意識下に沈んでいる潜在意識の影響力のほうがはるかに大きいということなのです。この仕組みを理解したときは驚きました。

ある脳科学の研究によると、私達の思考の95%はすでにプログラムされた潜在意識に支配されているといわれているそうです。しかも、そのプログラムの多くは5歳までの経験によって作られるそうです。

結局、私達は、子どもの頃に身体に染み付いた行動パターンや思考パターンを、大人になっても無意識的に繰り返しているのです。私達は気づかない間に潜在意識から大きな影響を受けているわけですが、それは個々の人生全体にも大きな影響を与えています。

潜在意識が持っている人生計画のことを心理学では「シナリオ」と呼びます。そして、人生はそれぞれ個別に持っているシナリオを演じる「プロセス」であり、不幸な人は不幸なシナリオ（人生）を『演じている』と考えられています。幸せな人も不幸な人も、その人の目の前に現れている現実は、その人の持つシナリオから作り出されたという考え方です。

潜在意識について忘れてはならない大切なことは、「人は潜在意識の中ですでに自分にふさわしいものを決めている」ということです。

つまり、例え夢や目標を持ったとしても、それが潜在意識まで届いていない場合、実現するのは難しくなります。顕在意識で実現したいといくら望んでいても、潜在意識ではそれは今の自分にふさわしくないと感じているからです。

例えば、学校のテストで100点満点を取りたいと願っていても、頭の片隅では半分の50点しか取れないだろうなと考えてしまったり、友達がたくさんほしいと願っていても、自分にはどうせ無理だろうなと考えてしまい、実際には友達がごく僅かだったりという具合で、潜在意識が心から望んでいないのです。変わることを恐れている、面倒臭いなとか、変わりたくないなとどこかで思っている自分がいるということです。

私の中学時代は特に、潜在意識がわかりやすく働いていて顕著に表れていたと思います。変わりたいと思っていても結局面倒臭いなとか、周りの目が気になり目立ちたくないなとか思っていたから変われませんでした。

「自分は成功する」と願っていても、潜在意識で「成功するのは無理」と感じていれば、それが現実となります。ですので、本当に夢や目標を叶えたいと思うなら、それを潜在意識に浸透させる必要があります。夢を叶えた人や目標を達成した人は、それに成功した人です。潜在意識は自らの意志だけで変えることができるので、あなたにもきっと可能です。私でもできたのですから、あなたもきっとできます！

▼脳と潜在意識の最強メソッド

人は成長するにつれて、周りの期待通りに行動するようになることが多いです。両親が望むような大学へ進学をしたり、安定した仕事に就いたりなど。しかし、このように周り（両親、親戚、友人など）の期待に応える人生は、自分を苦しめる可能性があります。

もちろんそのような期待に応えようとすることで、自分を高められることもありますが、その選択が本当に自分に必要なことなのかどうかは自分が決めるのです。

そして、「自分の人生の舵は自分で取る」とまずは決意を固めることが大切です。

私も多々、両親の期待を裏切ってきました。理学療法士になってからは「病院で働いているほうが安定しているからいい」とずっと言われていました。確かに病院勤務は安定しているのかもしれません。でも、給料は頭打ちで一定以上は上がりませんし、自分のやりたいように仕事はできません。病院だって潰れることもあります。給料も病院が決めています。起業すれば全て自分の責任になりますが、全て自分の自由にできます。

　もちろん従業員でも、ある程度であれば仕事に対して変えられる部分はありますが、正直それは微々たる部分です。私は自分の人生を他人に左右されたくなかったですし、自分の思う収入を手にしたかったのです。起業すれば、収入は自分次第、頑張り次第、自分の器を広げてマインドブロックを外していけば上がっていきます。

　さて、話を戻します。脳と潜在意識の最強メソッドとは、目標を視覚化して、具体的にイメージすることです。

　そのイメージがＲＡＳから潜在意識に伝わりやすくなり、そこからの働きかけにより、目標を達成する力が高まります。「視覚化をする」というのは、目を閉じて、自分が決めた目標の達成をはっきりイメージすることです。視覚化するには、ポイントがあります。まず、期限を切ってイラストを描いて考えます。潜在意識は明確な数字が好きなのです。目標を手帳に書いて、輪郭をはっきりさせるのはそのためです。

　例えば「お金持ちになりたい」という目標を紙に書いたとしても、曖昧すぎるのでイメージはつきにくいです。ですがもし「20○○年○月○日までに、１０００万円貯める」と書けば、脳にはその場面が想像できて、目標を達成するための方法を

RASが探し始めます。もちろんこれだけでは達成しません。そこからより細分化していく必要があります。

▼アファメーション

そして、アファメーション（自己暗示）をすると、より効果的です。

自分が達成したいことを、常に繰り返して自分に言い聞かせると、グッと叶いやすくなります。アファメーションをするための言葉は、肯定的な言い方をすることです。

例えば、「私はお酒をやめる」と言う人は大勢いますが、潜在意識では何かをしないというイメージを描くことは難しいといわれています。

つまり、「私はお酒よりコーヒーを好きになる」と肯定的な言い方をすれば、あなたがお酒よりコーヒーが好きな姿や、服装や振る舞いまでもイメージすることができるのです。夢や目標が叶ったときの映像や身体の感覚までもがイメージできるようになると、夢は叶いやすくなります。言葉にして、気持ちを込めて自己暗示しましょう。

▼引き寄せの法則

「引き寄せの法則」や「鏡の法則」という言葉を聞いたことはありませんか？

引き寄せとは、潜在意識の持つシナリオをポジティブに書き換えることで、意図的にポジティブな結果を引き寄せようとするものです。さらに詳しくいうと「強く願ったり、信じたりしたものは実現しやすい」という考え方です。自分にとってポジティブなものに意識をフォーカスすると幸せになれるけれど、思考がネガティブになると、願いとは逆の現実を引き寄せるといわれています。

つまり、ネガティブも引き寄せることができてしまうので、この法則には、先ほどの自己暗示がとても大切です。

営業の仕事をしていた頃の私みたいに、クレームはクレームを呼び、良いことは良いことを呼びます。暗い人の周りは暗い人達が多く、明るい人の周りは明るい人達が多いのはそのためです。同じような性格や似た感覚の人達と関わるほうが居心地が良いからです。良いことを引き寄せたいなら、まずは自分自身にポジティブな言葉を繰り返し投げかけていきます。これなら、始めやすく簡単にできそうですよね。

例えば、「私は仕事が苦手」という潜在意識に対しては、単に「仕事が得意」というだけでなく、「私は仕事の天才だ！」に変化させることが効果的です。これらを声に出して言ってみましょう。あなたが引き寄せたいことを考えるのです。常に、そのことで脳をいっぱいにできると理想的です。

▼まずは習慣を変える

人の行動のうち、80％以上は「習慣」によるものとされています。目標を達成するためには、あなたの今までやってきた習慣を変える必要があります。

成功した人は、「週に3回以上運動し、約束の時間は必ず守り、時間管理の計画を立て、目標を設定し、留守中に電話があれば必ず折り返しの電話をし、他人に横柄な態度で接する人とは関わらず、健康的な生活習慣を身につけている」といいます。

あくまで一例であり、この習慣イコール成功というわけではないのですが、これが規則正しく誠実な生活であることはわかります。あなたも、成功した人の習慣を意識的に身につけることで、望み通りの生活に近づくことができそうですよね。

まずは、あなたの周りや身近で成功している人を探して、その人を真似してみましょう。どんな習慣を送っているのかを見たり聞いたりしてみると良いです。そうして吸収していくことで、あなたの習慣一つひとつを良い習慣に変えていくことができます。

簡単な例をいくつか挙げるので、早速、あなたも真似をして、習慣を良いほうに変換していきましょう。過去の私にも伝えたい内容です（笑）。

他人を批判する　↓　人を批判せず褒める
毎日テレビを見る　↓　時間を決めてあまりテレビを見ず、よく本を読む
休みはダラダラ過ごす　↓　隙間で勉強する時間を作る
してもらって当然だと思っている　↓　感謝の気持ちを忘れない
行き当たりばったりで行動している　↓　「やることリスト」を作って、それだけ

に満足せずしっかり行動している

▼習慣を変えて、ポジティブになるためのコツ

ポジティブな人の特徴

「物事を柔軟に捉えることができる」

困難なことが起こっても、柔軟な対応ができます。例えば、相手と意見や考えが合わないときでも、相手の意見を尊重し、合わせたり、必要に応じて自分の意見も伝えたり、お互いの関係がより良くなるために、状況に応じて臨機応変に考え方を変えられます。

「行動的である」

ポジティブな人は、好奇心があり、新しいアイデアや情報に敏感で、行動的です。相手に積極的に話しかけたり、聞いたりすることもできてコミュニケーション能力が

高いです。また、「相手が喜びそうな料理を作ってみよう」とか、「びっくりするプレゼントをしてみよう」など、サプライズを考えたりすることが得意な傾向にあります。

「情緒が安定している」

ポジティブな人は、普段からイライラせず、気持ちが穏やかな人が多いです。ケンカやイラッとすることがあっても、すぐに気持ちを切り替えて、前向きな心理状態にすることができます。気分が安定しているので、自分のためだけではなく、相手に対しても配慮できます。

「逆境に強い」

逆境に強い人は、行動力があり、考えるよりも行動を優先する傾向にあります。考えること、思慮深いことは良いことなので「よく考えてから行動しよう」と言われることもあるでしょう。しかし、「考えている暇があるなら行動したほうが早い」とポジティブな人は考えます。

特徴を捉え、真似することで習慣を変え、ポジティブになれるように舵をとっていきましょう。少しずつ潜在意識に浸透していきます。

▼ネガティブな人間がポジティブになると強い

ネガティブな経験をした人がポジティブになると強いのです。その理由は、基本的に元々ポジティブな人よりも、失敗を積み重ねてネガティブからポジティブに変わった人とでは『経験』が違うからです。

ネガティブな感情も理解した上で明るく振る舞い、ポジティブになると人生がとても楽しくなります。

ここで、私のネガティブをポジティブに変換するきっかけをくれた友人のHくんを紹介します。Hくんとの年齢差は7つほどありますが、彼は常に物事をポジティブに捉えます。行動力があるので、次々に自分が楽しいと思うことや、やりたいことを見つけてきます。彼は人生を楽しむということにかけては、天才的な嗅覚の持ち主だと思います。当然そういう人と普段付き合っていて一緒にいる時間が長くなると、お互い価値観や物事の捉え方が似てくるものです。

つまり、みなさんも行動力のある人や、一緒にいて楽しい友人を見つけて、その人と一緒にいる時間を増やしましょう。そうすることで、あなた自身も自然と変わっていけるでしょう。私も最初はネガティブでしたが、振り返ると、劇団での経験やHくんのような友人との出会いが私をポジティブに変えてくれた部分も大きかったと思います。

Hくんとの出会いはカフェのアルバイトでした。私はデザインカプチーノ担当で、彼はパン担当、彼が後から入ってきたという、最初は先輩後輩の間柄でした。そして、カフェを辞めてから職業訓練に一緒に行くようになりました。Hくんのノリが良くウマが合ったのだと思います。先輩後輩というよりは友人関係になっていました。お互い魅力的な部分があり、その部分を吸収したいと思える相手は大切です。そのような相手を探し、関係を築くことをオススメします。たかが友人ではありません。友人は鏡です。今のあなたを変えることができる大切な存在です。

友人選びは人生において本当に大切です。あなたの人生を面白くするもしないもあなた次第。楽しいワクワクする人とお付き合いしましょう。まあ、私は友人は少ないですが（笑）。だからこそ、自分に良い影響を与えてくれる友人を選び、大切な存在として関係を築いています。

また、ネガティブ自体はエネルギーとしてはすごく大きいです。ネガティブな人と付き合うことが良いというわけではありません。それは、絶対にオススメしません。先ほどお伝えしたように、関わる人があなたの人生に大きく影響します。

何がいいたいかというと、例えば、「アイツを見返してやりたい」とか、そのようなどちらかというとネガティブで、マイナスなエネルギーは自分を奮い立たせる大きな力になります。自分が上のステージに行きたいときは、このような力を利用するのも一つの手ではないかと思います。

▼付き合いを楽にする人付き合いのメソッド

付き合いを楽にするには、まずは全員から好かれようと思わないことです。

誰しも、合う・合わないはあります。嫌だと思う人はいると思います。「全員から好かれようと思わない」ことで楽になります。合わない人との関係は可能な限り断ち切りましょう。

これは、私の師匠の受け売りですが、「自分の考えをしっかりと伝えている人、また、その人の影響力が大きくなるほどアンチは必ず出現するが、気にする必要は全くない」なぜなら、こちらもその人達を必要としないし、向こうも必要ないので無視していればよいのです。気にするだけ時間の無駄です。有名な本にもありましたが、「アホとは戦うな」ということです。基本的にはその言葉で全てがおさまります。

言葉はきつくなりましたが、どちらにせよ、合わない人とはできるだけ距離を取って、関わりを少なくしていくことがベストです。仕事上、どうしても関わらなくてはいけない場合は、深入りしないことです。

自分のストレスになるような状況はできるだけ回避しましょう。もし、仮に何か嫌なことを言われても適当に流せるようになれば、全てが上手くいくようになります。

私も以前は上司や権力者にヘコヘコしていましたが、人間関係の断捨離の考え方を知ってからは「この人とは合わないし、この人との関係は必要ないから距離を置こう」など、対人関係でも楽にストレスなく自分の好きなように振る舞うことができるようになりました。興味のない人と関わる必要はないのです。取捨選択ができるようになると、人間関係におけるストレスがなくなるので、より人生が楽しくなります。

だからこそ、みなさんにも実践してほしいです。

▼手放すことをルーティーン化するといい

第1章でお伝えした「スペースを空ける」ということにも共通しますが、手放すということはとても大切です。先ほどもお伝えしたように、人間関係で付き合っていて楽しくない人、文句ばかり言ってくる人は付き合っていても自分自身の価値を下げます。このような人達とは関わらないようにして、去っていくことで負の関係を捨てていきましょう。

人生は誰と出会って誰と付き合うかで決まるといっても過言ではありません。ですので、誰と別れるかも重要になります。新しい挑戦をするためには、これまで付き合っていた人達を断ち切らなければいけない場合もあります。これまで付き合ってきた人達と離れるのは寂しい気持ちになりますし、新しい人達と出会って自分を変えていくのはしんどくて嫌だなと感じるかもしれません。ですが、極端な話、新しい出会いが嫌になったらその人とは付き合わなくてもいいのです。

最終的に自分が楽しくできる付き合い方や方法を探してください。

みなさんは友達が多いほうですか？　大人になると、結婚や出産、人生の大きな転機を経験します。そして、自ずと友達の数は減ってくると思います。しかしそれでいいのです。実は、私も本当に友達といえるのは3人ほどしかいません。正直、少ないと思ったでしょう（笑）？

ですが寂しくはありません。むしろ、中途半端な友達関係こそ無駄な時間だと思っています。友達が大勢いても、その分そちらに割く時間が増えるということです。

私の場合は、友人が3人で、彼らといれば楽しい時間を過ごせ、話せば自分の知見も広げてくれる重要な存在です。カフェ好きな神戸の友人、美容師でキムタク似の友人、そして私のことをよく理解してくれるスタッフです。

もちろん、あなたが、今いる周りの全ての人が大切だと思うなら、人間関係を見直す必要はないと思います。良い友人に恵まれていてとても良い環境なのかもしれません。

しかし、頭の片隅に置いておいてほしい言葉は『タイムイズマネー』です。自分に不要と思ったら関わる必要はありません。言葉は少々きついかもしれませんが、何も得る物がなくて、なんとなく一緒にいるなら、自分磨きに時間を使いましょう。そのほうが、目標に向かうあなた自身の価値を高めていけます。

そして、あなたをより必要としている人や、さらにステージが上の人と出会える可能性が高まります。不要なものを捨てることを習慣化すると、何か新しい人やものが入るスペースが生まれるのです。中途半端な人との付き合いは時間が過ぎるだけで何も生まれません。常に自分の心の中を整理し、気持ちに余裕がある状態を作っておきましょう。

▼根拠のない自信家であれ！

突然ですが、あなたはラッキーですか？

私はめちゃめちゃラッキーです。

私のようにあなたにも、自信を持って「自分がラッキーだ！」と言えるようになってほしいのです。これが自分の好きなことで成功するためにはとても大切なのです。

引き寄せの法則でもお伝えしたようにネガティブな考え方の人には同じようにネガティブな考え方の人が集まります。「類は友を呼ぶ」ということわざがある通りです。

不平不満ばかり言っていると、それが当たり前になってきて脳と潜在意識がどんどんそのような人を集めてくるのです。脳や潜在意識は賢いので、「不平不満を言うような人達をあなたの周りに集めればいいのだな」と勘違いします。恐ろしいですよね。

ですので、自分はラッキーだと思える状況を少しずつ作っていきましょう。難しいと思うかもしれませんが、ほんの些細なことでいいのです。「今日は晴れているからラッキーだな」とか、「家事が早く終わったので自分の時間が取れて嬉しいな」とか、まずは、日常の小さな幸せを集めていきましょう。それらを集めることで、「自分はラッキーだな」と感じることができるようになります。大切なことは、物事の捉え方を変えることです。

例えば、カフェでアイスコーヒーを注文したとします。提供されたアイスコーヒーの量を見て、半分しか入っていないと答える人もいれば、半分も入っているという人もいます。

これって不思議で面白いですよね。あなたはどちらですか？　もちろん半分も入っているという捉え方のほうが、幸福度が高いのはわかりますよね。物事の捉え方一つで人生の幸福度は間違いなく変わります。半分しか入っていないと答えた人は日頃から欠乏感が強いはずです。

あなたはどちらになりたいですか？　なりたい自分を明確にイメージすることで人生は大きく変わります。例えば月30万円を稼いでいるならば、「30万円しかない」と思うのか、「30万円も稼いでいて嬉しい」と思うのか、その上で「さらに上を目指したい」と思うのか。ラッキーだと思うためには、常に自分に問いかけながら行動していく必要があります。

最近、私も久々に行きたいなと思ったモーニングのお店が台風で閉まっていて、日課であるモーニングができないことがありました。これをどう捉えるかです。大概の人は、「うわあ、ツイてないな」と思うのでしょう。でも、それはもったいないです。ラッキーな人は、それをチャンスと捉えます。

さて私は、この後どうしたと思いますか？

台風だったので閉まっていることもあり得るとどこかで感じており、情報収集しながら通る道を進んでいました。そして、そのおかげで新しい素敵なモーニングのお店を見つけたのです。とても雰囲気の良いお店でモーニングも最高でした。台風で最初に行ったお店が閉まっていてラッキーだったと思いました。だって、1軒目のお店が開いていたらこの体験はできないのですから。とまあ、こんな感じです。

ラッキーになるためには、危険を察知する情報収集力も大切です。そして、何より根拠なんて要らない。自信家でいましょう。きっとそれが、ラッキーな自分になるはずです。

▼日常に運動を取り入れる

あなたが好きなことで成功したいとなると、一番の近道は起業することです。しかし、起業するとなると、あなた自身が健康でいることがとても大切になります。もし、あなた一人でサロンを回しているとしましょう。あなたが病気や怪我をしたら、誰がお客様を診るのでしょうか。あなたが病気や怪我で診られなくなると、ご予約を断るしかないですよね。

そうすると、お客様との約束を守らないことになるので、信用が大切な接客の経営としては良くありません。ですので、健康でいられるように努力しましょう。そのために、あなたの習慣の一つに運動を取り入れましょう。私と同じようなサロンを経営したい人であれば承知のことと思いますが。

私も実際、毎朝習慣化している運動があります。腕立て伏せ100回、腹筋100回、ダンベル100回と各ストレッチです。これらは起業してから1日たりともしなかった日がありません。

なぜ、これを続けているかですが、もちろん健康でいるためが一つの理由です。そして、有言実行している人だという実績づくりでもあります。昔の私のように、何事も途中で辞める人には信用がありません。ですので、最後までやり抜くマインドで取り組んでいます。また、お客様に運動を指導する立場で、自分自身の身体が硬いのに、「自宅でもストレッチして身体を柔らかくしてください」や、自分のお腹が出ているのに「反り腰なので、お腹をへこませるために腹筋をしてください」などとは、私なら恥ずかしくて言えません。私がお客様の立場なら「いやいや、まず自分自身ができてないやん」と思ってしまいます（笑）。

いずれにしても、説得力のない人間には誰もついてきません。立場上、偉い人ならヘコヘコはしてもらえるかもしれませんが、説得力がなければ、内心ではあなたのことを尊敬しているとは限りません。

何か一つ、有言実行できること、自分の健康維持にもなる「運動を日常に取り入れ毎日実行すること」から始めてみませんか？

▼最強ワクワクモチベーションの作り方

自分の好きなことで成功したいのであれば、自分の好きなことで頭をいっぱいにしましょう。そのような状態を作れば脳がワクワクした感情でいっぱいになります。好きなことを常にすぐに言える状態にしておきましょう。何でもいいのです。「カフェでまったりするのが好き」「旅行に行くのが好き」など自分のモチベーションを上げる方法をたくさん知っておいて、それらを優先的に予定に組み込んで実行に移すことが大切です。

手帳に好きなことを書き出して整理し、自分がワクワクすることをしっかり自分で理解しておくのも良いです。つまり、自分のモチベーションを上げるスイッチを把握できるようにするのです。最近では、携帯で予定管理できるアプリもありますが、手書きができる手帳がオススメです。自分の字で書いて脳へ刺激を与えるほうがよりワクワク度が増すのです。細かいことですが、そのほうが成功へ早くたどり着くのであれば嬉しいですよね。

働きすぎずに、しっかりと休みを取ることや、セルフコーチングする時間を取ることと、さらに起業家さんはマーケティングの時間を取ることが大切だと思います。そうすることで、『最強ワクワクモチベーション』が癖付いてきます。どんどん実践していきましょう。

第３章

ダブルワークで安定して夢を叶える働き方

▼風の時代の到来

令和になり、時代が変わり、世間では「新時代」といわれたりしています。今は風のように自由に変化していく「風の時代」になったといわれています。風の時代とは、従業員として働くのではなく起業したり、ダブルワークをしたり、自宅でリモートワークをしたり、自由に好きなように働いても勝っていける時代なのです。

それだけ起業家が多くなり貧富の差や満足度の差が出やすい時代になったということです。

これからお伝えすることをしっかり実践していけば、今後200年以上は続くといわれている風の時代であなたも勝っていくことができると思います。

大袈裟に聞こえるかもしれませんが、時代を制したものが、毎日楽しく生きることができます。あなたが死ぬまで「風の時代」であることは変わらないということなので、時代の波に乗り遅れないように、少しでもこの時代を生きやすくなるようにこの章を贈ります。

▼ダブルワークの働き方とは

現在の収入では満足できていない方、やりたいことが多い方、仕事に対する目的が金銭面だけでない方などは「ダブルワーク」という言葉が頭をよぎると思います。

せっかくダブルワークをするのであれば、一つは好きなことを仕事にしたいと思いませんか？　そのためには、自分が何をやりたいかを自分自身に問いかける必要があります。前章でお話しした内容です。

自分の好きなことを仕事にするためには、それができる環境に身を置く必要があります。

具体的には、例えば、ダブルワークの許可がもらえない場合は、潔くその会社とはサヨナラしましょう。「でも収入が……生活が……」などの言いわけはしないようにしましょう。脳に勘違いさせないためにも「でも」「だって」という言葉は使わないようにしましょう。その言葉を言い続ける限り、言いわけばかりの人生になってしまいます。言葉は大切です。脳があなたの言葉の通りに動こうとしてしまうからです。

少し話が逸れましたが、現在の収入で我慢できる、好きなことはプライベートで堪能するということであれば、ダブルワークのできない会社でもいいと思います。しかし、現在の収入では満足できない方、自分のやりたいことがあるという方は一度我慢したとしてもいずれ同じ想いになるでしょう。

さらに、起業したい、自分が社長でありたい、というように雇用「する」側でありたいのであれば、ダブルワークを許可してもらえない会社にいても、なかなか初めの一歩を踏み出すことはできません。

どうしてもその会社で働いていたいというのであれば、社員ではなく、パートとして働いてダブルワークするなど、交渉してみるのも一つの手段です。とにかく交渉してみましょう。交渉して、両者の落としどころを見つけ、自分のやりたいことを勝ち取るのです。交渉なくして自分のやりたい人生は勝ち取れません。

自分のやりたい仕事や、意欲を持って取り組める環境に身を置いたら、自ずと目標に向かって加速していきます。

そこから、自分で整体やエステの仕事がしたいなら、例えば、週末だけの自宅サロンをしてみたり、ホームページを作って訪問でやってみたり、レンタルスペースを借りて始めてみたりするのもいいでしょう。

少しずつでも何かを始めてみましょう。始めると次々とアイデアも浮かんできます。最初は不安ももちろんあると思いますが、雇われではなく、起業家になり、自分の人生を自分で決めていくと新しいことが見えてきて楽しくなってきます。雇われているだけでは、この景色は見えません。世の中にはいろいろな働き方がありますが、自分で決めるほうが断然自由で楽しいです。

▼起業するためのダブルワークをする方法

安定した収入を得て日々の生活を送るためには、いきなり今の仕事を辞めることは難しいと思います。今の仕事で安定した収入を得ながら起業し、徐々にシフトチェンジするほうが安心ですよね。

では、どうやって起業のためにダブルワークをすればいいの？　と思う方も多いかもしれません。そもそも起業のやり方がわからないという悩みを抱えている人も多いでしょう。そのような方に向けて起業の始め方を伝えるYouTubeも発信していますので、ぜひ一度ご覧ください。https://youtube.com/@CH-ew4ig

ダブルワークをするためには、まずは現在の勤め先に許可をもらうことが必要です。聞きもせずに、うちの会社はダブルワークが無理だと初めから諦めていませんか？　諦めるのはまず聞いてからにしましょう。今の時代、意外と許可してくれる会社も多いです。

そして、社風的にダブルワークは難しいだろうな、と感じている方は、まずはその会社のキーマンと仲良くしてみてください。キーマンというのは、その会社で一定の権限を持つ人です。そのようなキーマンと仲良くなっていれば、ダブルワークの承諾をもらえる確率は断然高まります。そのキーマンが何を求めているかまで察して行動することで仲良くなりやすいです。しかし、まずは自分が与えることが先決です。

「この人は私のためによく動いてくれるな」といった状況を作り上げておけば、向こうも何かしてあげなければといった気持ちになりやすいです。『ギブアンドテイク』という言葉がある通りなのです。ちなみに、いきなりそのキーマンにダブルワークについて聞くのはタブーです。ある程度の信頼関係を築いてからにしましょう。

基本的には、この世の物事は確率論だと思っています。より成功する確率を上げてから実行に移すことが成功する最大のポイントなのです。

先ほどのように、権限がある人と仲良くなると、周りの誰かしらから妬まれたり疎まれたり嫌味を言われたりすることがあります。しかし、それを気にしていても仕方ないのです。無理して職場の人達全員と仲良くする必要はありません。

自分のやりたいことを我慢して、顔色ばっかり伺っていても今の人生は変わりませんし、人に左右される人生は楽しくないですよね。顔色伺いの人生よりも、自分の目標に向かって、自分の人生を、自分の好きなように送れるほうが良くないですか？

反対に、人のことを妬んでばかりの人は、何も起こらないつまらない人生を生き続けるだけなのです。負のループに陥りやすい人の特徴です。

ですから、そういう人とは関わらないように、できるだけ相手にしないようにして、自分のやりたいことをしていきましょう。ダブルワークの許可をもらえれば、安心して起業に臨めます！

最後に、どうしても起業するのはまだ怖いという方には、起業家のように企業で働くといった手もありますよ。

▼企業の中で起業家のように働く

これだけ起業することを勧めておいて？　と思う方もいらっしゃるかもしれません。ですが、企業の中で起業家のように振る舞って働いていれば、ただの雇われ社員ではありませんし、その気持ちで働いている内にきっと何か道が開けてくると思います。私も最初は、起業したつもりで病院内で働いていました。

私は自分のやりたいことを仕事にしていただきたいので起業をオススメしていますが、企業の中で頑張っている人も輝いていて好感が持てます。どんな状況であれ、自分のやりたいことをやっている人は本当にカッコいいと思います。

少しだけ私の話をします。私は、人にも自分と同じくらいのレベルを求めてしまう傾向があります。私がすごくできる人かというとそうではありませんが。

どういうことかというと、例えば、私が接客業をしていたとき、自分が飲食店に行くと、接客対応で「こんなこともできないのか」と思ってしまうのです。そんなとき、私は「ああ、この人は何か目標があるのではなく、適当に働いているんだな」と感じてしまいます。

みなさんには、そうなってほしくありません。社員だろうがアルバイトだろうが関係ありません。目の前の人に喜んでもらえるように、起業家のように最善を尽くしましょう。起業家マインドになると、どうしたらお客様に喜んでもらえるのか、どのように仕事をするのが効率が良いのか、ミスのない仕事をするためにはどのようにしたら良いのかなど仕事に対する熱意も増します。ただ働いているだけの自分より背筋がシャンとします。そうすると周りからの評価も上がり、自信にも繋がり、仕事がより楽しくなってきます。

ですので、ぜひ起業家マインドで働いてみてくださいね。

▼起業のためのダブルワークで月収30万円以上を手にするメソッド

先ほどお伝えした通り、好きなこと、やりたいことが仕事だと最強です。自分の好きなことだと努力できるし、好きなことだとそれを学ぶ過程も楽しいからです。

嫌々している仕事で、なかなか上達しないのは、学ぶことがしんどかったり苦痛だったりするからです。私自身も営業の仕事をしているときは何が楽しいのかわからなかったですし、自分が好きな商品を売っているわけではないので、モチベーションが上がらず営業成績も良くありませんでした。ですが実は、そのような状態で働いている人は少なくありません。

もちろん休日のプライベートが楽しみだから仕事はそのままでいいという方もいるでしょう。それならそれでいいと思います。価値観は人それぞれですから。

ですが、「仕事はしんどくて辛い。そういうものだ」と、思っているのであればそれだけはすぐに考え方を変えたほうがいいです。企業に勤めていても、考え方を変えて、起業家マインドで働ければ楽しくなるはずです。

苦痛が当たり前だと思っていると、脳がそれを求めてしまうようになり、もちろんそのような思考では売れるものも売れません。知らず知らずに「悲劇のヒロイン」を演じてしまうといった形です。そんなつもりはないといっても実は潜在意識でそう思ってしまっているのです。

考えてみてください。あなたがもし買い手側だったとしたら、苦痛が当たり前だと暗い表情で覇気がない人よりも、イキイキと楽しく仕事をしている人から買いたくないですか？　そのような人は人を惹きつける魅力があるので、仕事を楽しんでいると不思議と売れるのです。

そのような経験はありませんか？　イキイキした人と話していると、何だか自分自身も楽しくなってきませんか？　やる気や元気をもらえて頑張ろうって思うでしょう。毎日しんどいからと愚痴ばかり言っている人と話したいと思いますか？　きっと思わないでしょう。だからこそ好きなことを仕事にするのが大切なのです。好きなことが見つからないなら、気になることや密かにやってみたかったことでも構いません。

そして、前述した通り、今の職場でダブルワークの許可をもらうこと。これで、職場に黙ってやるわけではなくなるので、とても動きやすくなります。その状況を作ってあげることで、動きが制限されにくくなるので、仕事における可能性もとても広がります。

そして、起業した方は、集客のためのチラシとホームページを作ることです。SNSはしなくてもいいの？　と思う方もいるかもしれません。

厳密には準備する必要はありますが、起業した時点では必要ありません。SNSはすぐに反応が出るものではないので、ダブルワークを始めたての段階ではすぐに集客できる媒体を動かすことをオススメします。それがチラシとホームページです。細かい内容は、次に述べたいと思います。

▼起業して売れるための具体的な方法

お客様や周りの友人、職場の方から紹介してもらえることがあれば信用性も伝わりやすいので一番良いのですが、まずは前述したチラシとホームページに広告費をかけて動かすことです。

チラシは勝てるチラシを作成して新聞折込に入れたり、ポスティングをしたりして、実際に来てくださったお客様がどれだけ購入したかを効果判定していきます。ホームページは自分で作成できるツールもあるので、初めのうちは作成に費用をかけたくないという方は、無料のページを作成してみて様子を見るのがいいかもしれません。その上で、しっかりリスティング広告をかける必要はあるので、その後は、費用をかけていくことで効果を判定していきます。

この二つが上手く稼働することで集客が上手くいくようになります。具体的にはページの関係上お伝えできませんので割愛させていただきますが、少しでもあなたの参考になれば嬉しいので5つの大切なポイントをお伝えしたいと思います。

チラシ作成の5つの大切なポイント

①ヘッドライン
②オファー
③配布エリア

④写真
⑤強い媒体のQRコード

①ヘッドラインとはチラシの見出しのようなもので、インパクトがあるほうがいいです。
②オファーは初回の価格設定です。
③配布エリアは配布して反応が取れる地域と、取れない地域があるので、その辺りの反応率をしっかり見ていく必要があります。一般的にサロンの5キロ圏内が商圏だといわれてはいますが、実際はそうでもありません。例えば当サロンは兵庫県の姫路市にあるのですが、伊丹や赤穂からでも通ってくださる方もいるのです。サロンの特性にもよりますが、一概に範囲は特定しにくいです。もちろん近いほうが理想ですが、少しずつ効果判定して地域を特定していきましょう。
④写真については、必ずプロにお願いしましょう。私は以前から、広告大手の某ポータルサイトさんで広告をかけていますが、そのポータルサイト広告に掲載する写真を撮る場合、その下請けのカメラマンが撮影すると撮影が無料になるという特典が

ありました。実際に撮影していただいたのですが、出来は素人が見ても酷い仕上がりでした。「たかが写真。無料で良いや」といった考え方のあなた、その考えは今すぐ捨ててください。絶対にそのような写真では売れません。写真の雰囲気は本当に大切です。撮影した写真の雰囲気が暗かったら、そのサロン自体も暗い印象になってしまいます。

また、無料で撮影してもらった写真だとやはり「無料感」のある写真なので、「初回だけ試しに来ました」というお客様しか来ません。それだけ写真には、良い物、良い仕上がり、つまり本物に拘ることも大切です。

⑤強い媒体というのは、例えばLINEやInstagramなど自分が一番集客できる媒体のことです。そのQRコードを記載してチラシ以外も見てもらってより来ていただく確率を上げるということです。その上で、できたらネット予約か、LINE予約ができるような媒体に飛ばすのが効果的です。

この5つに気をつけて作成していくことで良いチラシ作成の大枠は抑えたということになります。

そして、次に、ホームページ作成から運用に至る大切なポイントを4つお伝えしたいと思います。

ホームページ作成の4つの大切なポイント

①全体の雰囲気
②写真
③リスティングスキル
④資金

①ホームページでよく見かけるのは治療家さんが腕を組みながらトップページにドンと映っているものです。あれは、ひと昔前なら流行っていたのかもしれませんが、今の時代はあまりウケが良くありません。ですので、全体の雰囲気はとても大切です。最後まで読みたいと思わせるようなページの作りでないといけません。

②写真は、先ほどのチラシと同じように、写真の雰囲気が悪いとそもそも見る気が失せます。読みやすいように配慮して文章の間にしっかりと綺麗な写真を入れることで大きくイメージが変わります。写真は素人が撮るのには限界があります。ちょっと

したブログに載せる写真ならいいと思いますが、ホームページのトップページは特にサロンの顔となるものですので、しっかりした写真を撮ってもらえるようにプロに頼みましょう。

③リスティング広告を成功させるためのリスティングスキルは必須です。これも、正直ある程度は自分で運用することも可能ですが、最終的にはこちらもプロにお願いしたほうがいいです。

ですので、費用をかけたくない方は、自分でやってみるといいと思うのですが、プロにお願いするのとではやはり反応が全然違うので、費用に余裕ができたらプロにお願いすることをオススメします。

しかし、業者選びは慎重にしたほうがいいので、できるなら信頼できる方に紹介してもらうほうがいいです。プロに任せると丸投げする形にはなりますが、確認した際に口出しできるだけの知識はあるほうがいいので、ある程度は学んでおきましょう。

④資金力がある大手は強いです。資金力があれば広告をかけ続けることができるので、ネット上に24時間働いてくれる最強の営業マンがいるのと同じということです。大手でなくても営業をかけるためには、広告をかけ続けることができる資金は必要に

なるということです。

広告をかけるには資金が必要ですが、できるだけかけたくないですよね？　最初は私もそうでした。こちらも考え方自体を変えていく必要があります。ただ、お金をかければかけるだけいい、これも間違った考え方です。

何はともあれ、お伝えしたこれらのポイントに気をつけて広告を実践していくことであなたの集客がどんどん良いほうに改善していくでしょう。今回は、ざっと大枠のみの作成方法や、運用方法しかお伝えできていませんので、もっと詳しく実践的に学びたい方はぜひご連絡いただけたら嬉しいです。

▼最終的には感謝の気持ち

ここで、私がダブルワークをして起業をした当初のことをお話しします。

私も起業の前に、勤め先の病院にダブルワークの許可をもらいました。むしろダブルワークＯＫの病院を最初から探していました。働き始めは、起業について詳しく伝えていなかったのですが、働いていくうちに自然と許可をもらえるだろうと思っていました。

それは、今までお伝えしたマインドや脳メソッドを実践することができたからです。もちろん、元々起業したかったのでそのような視点を持って初めから行動していたことが大きいですが。

あなたがやりたいことを叶えたいなら、少しくらい壁があっても物怖じしないことです。実際に乗り越えてみると大したことはありませんから。

私は、当時、ダブルワークと開業する許可をもらっていたので、整体のチラシ配りやホームページ作りなども、その頃から積極的に取り組んでいましたし、本当にやりたいようにさせていただきました。その甲斐あって病院勤務の給与を入れずに、週末開業だけでも月収30万円を達成できたのです。

私のこのような状況を受け入れてくださり、手を差し伸べてくださったこの病院の全ての方に感謝しています。この本を読んでくださっているかはわかりませんが、私はお世話になった恩は忘れません。感謝の気持ち、心、これだけは自分がステップアップしていったとしても絶対に忘れてはならないことだと思います。その心が、さらに成功へと導いてくれます。

今の私があるのは、この病院のおかげも大きいです。院長先生、事務長、スタッフのみなさん、たくさん協力してくださりありがとうございました。

こちらの病院に転職する以前の仕事では馬鹿にされたことや、嫌なことをされたこともありましたが、こちらの病院では、良い思い出や普通の思い出しかありません。

みなさんも今の自分を支えてくれている周りの方を思い浮かべてください。感謝の気持ちを忘れず、その方達の期待に応えられるような自分になりましょう！

▼自分がすぐに見返せる手帳を作る

第2章でもお話しした通り、自分がどうあるべきかなど、目標を立てて、その日の考えや一日にやることを書きましょう。そしていつも見返せるようにしておきましょう。そうすることで、忙しいダブルワークの中だと見逃してしまいがちな自分の目標や、やることが明確にできるので行動しやすくなります。手帳や紙に書きインプットしやすい状況を作ることで目標に近づきやすくなります。細分化して記載するとなお良いでしょう。明日の予定を前日の夜にある程度決めて行動することで、毎日がより充実したものとなります。簡単な予定の決め方を次に記載します。あくまで一例です。

午前
6時　起床
6時から7時　朝のワークをする（ブログ）
7時から8時　キャンセルなどで時間が空いたならモーニングに行く
9時　仕事開始
午後
12時　ランチ
14時　撮影
15時から16時　マーケティング（チラシのヘッドラインを決める）
17時　帰宅
17時から18時　マーケティング（チラシの写真を決める）

18時　晩御飯
21時　就寝

ざっくりですが、このような感じで考えていくと良いでしょう。

起業家にとってワークやマーケティング活動をより深く掘り下げることは必須です。例えば、「ブログを書く」や「チラシの内容を決める」といったことを記載して行動します。チラシ一つとってもやることはたくさんあります。ヘッドラインを決めるとか、文章構成を考えるなど、できるだけ細分化して手帳に書いておきましょう。また、前日に当日やることを箇条書きでいいのでしっかり書き出しておくのもいいです。

▼「やってみる」ことで今の自分を変える

何かを試みることは大人になると減っていきます。自分のできる範囲で物事を進めたくなるからです。しかし、挑戦し続けることは自分をどんどんアップデートしていきます。新しいことをすると凝り固まった脳を刺激してくれるので、良いことしかありません。小さいことでもいいので挑戦してみましょう。

いつもと違う道を通ってみる
後回しにしていたことをやってみる
新しい出会いのあるセミナーに行ってみる
みんなが雇われているなら自分は起業してみる
みんなが働いているときに遊び、遊んでいるときに仕事をしてみる
テレビやNetflixを見ないで本を読んでみる
ゴミ拾いに参加してみる
サプライズで家族にプレゼントしてみる
ふるさと納税をしてみる
お墓参りに行ってみる
お世話になっている人に感謝を伝えてみる
自分がワクワクすることだけをしてみる

しんどいときは仕事をしないでいてみる
お金持ちになると信じ切ってみる
たまにはちょっと贅沢をしてみる
美味しいものを食べてみる
自分の好きな服しか着ないでいてみる
人が文句を言うことにありがたいと言ってみる
1日1回人の役に立ってみる
小さくてもいいから目標を決めてみる
とにかく理想の自分を演じてみる
いろいろな本物に触れる旅をしてみる

▼お金への価値観を変える

「お金を素直にほしいと思う」「自己投資はできるだけ惜しまずする」「お金を自分で

稼げることに喜びを感じる」

そのような価値観を自分に取り入れていくことで自分を成長させることができます。自分次第でお金が稼げるということを知れば、見えてくるものがあります。あなたは自分の思うままに自由に生きていいのです。だって一度きりしかない人生だから。

特に、自分の身体に自己投資できる人はより質の良い生活を送れます。

私のサロンへ通っていただいている方は、自分の身体に自己投資されるお客様が多いですが、初めて整体に来られる方の中には、痛みや姿勢を治したいと来店されているのに、通い続けると価格が高いから通わないという方がいらっしゃいます。しかし、自己投資ができないと、痛みが治らない、姿勢が悪いままの生活が続いてしまうのでＱＯＬを上げることはできません。

単にお金の価値観が高ければ良いというのではありません。自己投資にお金を惜しまないことが良いのです。それができなければ、痛みがあっても、姿勢が悪くても、安いお店を探して治すしかないのです。しかし、結局は安いお店で本当に治るかどうかわからないけれど通ってみたら治らなかった、病院へ行っても異常なしとされ途方に暮れていた、という方をたくさん見てきました。

エステティシャンのお客様からも同じような話を聞きました。結婚式を控えて綺麗な背中で式に臨みたいと仰っていた方から急に無断キャンセルをされたそうです。「無断キャンセルするような人は汚い背中で式に出ればいい！」と冗談まじりに仰っていましたが、同じような業種である私はかなり共感できました。キャンセル自体はもちろん仕方のないことだとは思うのですが、きちんとルールを守ってキャンセルしてほしいものです。その方がお金の価値観によってキャンセルしたかどうかはわかりませんが、自己投資ができるとエステティシャンや整体師などの他者に自分を良くしてもらえるのですから、自分に自信も持てます。プロが仕上げてくれるのですから。さらにわかりやすくいうと、例えば、美容院に行った帰り道は、そのまま家に帰るのはなんだかもったいなくないですか？　綺麗に、カッコよくしてもらうと誰かと会いたくなったり、少しショッピングに行ってみたくなったりしませんか？

一方、自己投資ができない、または自己投資の価値観が低いと、いつまで経っても「どうせ自分なんて」とつまらない人生のままなのです。私も自己投資ができていないときは自分に自信がなく、つまらない人生でした。

やりたいことがあるのに何かに縛られていませんか？　親や兄弟、家族、友達、今までの環境で育った価値観でしょうか？　子どもの頃のように自由に生きたいと思いませんか？

やりたいことがあるのに、子どもがいるから無理。

やりたいことがあるのに、お金がないから無理。

やりたいことがあるのに、家族が反対するから無理。

いやいや、それを決めるのはあなた自身です。誰かの人生を歩むのではなく、自分の人生を歩みましょう。

どうしても縛られるものがあるのならその状況で最大限やれることを探しましょう。

そもそも、お金の価値観を上げるためには今の収入で可能ですか？　収入がないから現実的に価値観を上げられない、と困っていませんか？

前述しましたが、誰かに雇われて働いていると基本的にお給料が大幅に上がることはないかと思います。そのような状況が続くと、これ以上収入が上がらないからお金の価値観を上げることなんてできない、という思考になります。

大企業でない限り、昇進昇給できるような幅（伸びしろ）がないので、大幅に給料がアップすることはまずあり得ません。

もしあなたが、生産性があってこんなにも会社の中で売り上げているのに給料が上がらないともがいているなら、自分で起業するかダブルワークするかしかないのです。

また、頑張っているけど報われないという方がいます。厳しいことを言うようですが、頑張っていても結果が伴っていないなら、意味がないのです。頑張っていれば、ある程度結果はついてくるものだと思います。なぜ結果が出ないのか、それはやり方がわからないのに無闇に頑張っているだけか、自分では頑張っているようであっても周りに比べるとそこまで頑張っていないかのどちらかだと思います。

少し話が逸れましたが、例えば20万円があなたの今の給料だとしましょう。雇われ社員ならその程度が妥当だと思いますよね。ですが、起業やダブルワークするときにはその思考が邪魔になります。20万円以上も稼げるイメージが湧かないのです。最初はこの価値観が厄介ですが、これもすぐに打破することが可能です。しっかりセルフイメージをつけること、それだけでなく突破したことがある人にやり方を聞くことです。そうすれば最速で突破することができます。

今よりも大金を稼いでいる自分を想像し、実際に稼ごうと行動することで収入は増え、自分のお金への価値観も上げることが可能になります。

第4章

起業してさらに夢を叶える働き方

▼起業する前にするべきこと

そもそも起業ってどうやるの？　という方も多くいらっしゃると思います。簡単にいえば開業届を提出すれば開業できるのですが、もちろん業態によります。私の開いた整体院はそれで大丈夫でしたが、接骨院等だと他にも提出するものがあると思います。

起業するには、自分のしたい仕事を明確にして、開業届を提出してスタートです。起業する前には、もちろん徹底して下調べをする必要があります。やってみないとわからないこともあるとは思いますが、ある程度想定しておくことが大切です。

あなたはどのようなお客様に来てもらいたいですか？　ライバル店や立地、その周辺に住んでいる方の年齢層、地域によってはお客様の気質も異なりますので、気になることは全て調べて考えてから開業に踏み切りましょう。

▼起業する前に、今の自分の仕事も楽しむ

あなたは今の自分の仕事を楽しめていますか？

これに自信を持ってすぐに楽しいと言えない方。楽しい気持ちがなく、ただ生活のためになんとなく働いているだけなら一度考えてみましょう。イライラしながら働くことが当たり前だと思って働いていませんか？　もしそうならば、一度立ち止まって考えてみましょう。

仕事をしている時間は人生の中で一番長いのです。つまり、その一番長い時間が楽しくないなら、あなたの人生の大半を占める時間自体が楽しくないということになります。それでいいですか？

私は嫌です。だから起業しました。人に左右される人生が嫌だったのです。従業員として働いている限りずっと人に決められたことをし続ける人生です。反対に、起業すると自分で全てを決めなければならないので難しいと思うこともちろんあります。もちろん人には適性があるので従業員であること自体が悪いわけではありませんが、

私なら人生の大半を占めるのが仕事であるなら、自分がやっていてワクワクする仕事、楽しい仕事を選択します。

いきなり起業するという選択肢を取ることが難しい方もいると思います。まずは従業員として、今働いているところで楽しさを見出すのであれば、自分が楽しめるようにコントロールしていくことが大切です。現状自体を変えて楽しくすることはかなり難しいです。

しかし、楽しめるほうへ自分をコントロールすることで楽しい職場に変わります。まずは小さな目標を立てることからやってみてください。「一番速く的確にパソコンの入力を終わらせる」とか「誰よりも丁寧にこの作品を作り込む」とか本当に小さなことで構いません。

私も病院時代は、そのように小さな目標を立てて働いていました。今の自分の仕事が楽しいと思えるように、自分が起業家になったつもりで自分のお店だと思って、自分に言い聞かせていました。ですので、頼まれてもいませんが、「どれだけ売上を上げられるか」や、「どれだけ患者さんを治せるか」にフォーカスして働いていました。楽しんで一生懸命に働いていると、頑張っている姿を見てくれている人もいます。

そして、その結果、実際に売上は伸びましたし、多くの患者さんを治すことができ、初めて来る患者さんからも指名で予約が入るくらいでした。

つまり、従業員として働いていても、その中で起業家のように働けば、ある程度自己実現は可能なのです。もちろん起業に比べるとできる範囲は狭まりますが、起業に向けての練習だと思ってやってみるのもいいかもしれません。

自分のやりたいことをやっている人や、楽しんで仕事をしている人はカッコいいです。

▼起業するということ

起業することは、今まで以上に自分の人生に責任を持つということ。会社に勤めていたときとは違い、上司や社長が決めていたことも起業すると誰も決めてはくれません。あなた自身が、リーダーとなって、自分で決めていかなければならないことが格段に増えていきます。

そのような、今までにないプレッシャーもかかることでしょう。しかしながら、それを補って余りある達成感ややり甲斐はあります。少なくとも「給料が上がらない」や、「休みがほしい」といった愚痴はなくなります。全てあなたが決めるのですから。

私の知り合いの起業家に、休みなく働いているのが楽しいという人がいます。その人は、朝8時から夜11時くらいまで働くそうです。さすがに、ここまでくると体が心配になりますが、仕事は楽しいので苦にならないそうです。しかし一般的には働きすぎですし、私も短い時間で働くことを推奨しているので、オススメはしないですが、振り切れば、こんな人もいます。楽しさが勝るのは良いことです。

ちなみに私のオススメは、週休2日半の午前9時~午後3時まで働くことです。最高です。もちろん仕事において結果を出すことに真剣に取り組んでいますが、午後3時で仕事が終わると思うと遊びのような感覚になれます。仕事と遊び（プライベート）を両取りしたくないですか？

先ほど例に出した起業家は仕事だけで一日が終わります。彼はそれが楽しいと言える人ですが、一般的にはこれは良くありません。

一方、仕事が嫌で休みの日が早く来ないかなと思いながら働いている方はプライベートだけのために仕事している。これももったいないです。

プライベートが充実して初めて仕事も充実します。その逆も然りです。どちらかが上手くいってないと、もう一方も上手くいきにくいです。どちらも楽しめるように、起業したあなたが勤務時間を考え、収入を考え、目標を考え……。

脳は潜在意識です。あなたが仕事もプライベートも楽しめるように考えたものであれば、脳がそのように動こうとしてくれます。

▼まずは下地を作ると起業しやすい

最初は、起業の準備をしながら別の場所でダブルワークをする。自分の都合のいいように時間調整をして、仕事量を維持することが大切です。働きながら、起業の準備を進めていく。できるだけストレスのないようにコントロールする。前章で述べたように、しっかり準備ができるところでダブルワークをするということです。

そして、起業するための最大のコツをお伝えします。これだけは確実にやっておいたほうがいいということです。

それは、『投資をする』ことです。投資って株をするの？　と思われた方もいるかもしれません。株などのことではなく、要は経営塾に行くことです。経営塾では成功者が成功方法を教えてくれます。経営初心者の自分だけで成功するには最初は正直きついです。かくいう私も最初は右も左もわからなかったので経営塾に行って学ばせていただきました。経営塾に行かずに自分でなんとかしようとすると、なんとなくこうすればいいのかなという曖昧な感じで行動してしまうことが多いと思います。何かをやってみること自体は大切なのですが、早く確実に成功するためには、それではなかなか売上は上がりませんし、最終的に自己貯金も尽きてしまうでしょう。

私は経営塾に行っていたのにも関わらず、次の広告で売上が上がらないとお店は終わりという状態で、貯金が10万円を切るところまで行きました。あのときは本当にもうダメかと思いましたし、あまりにも追い込まれていて当時の感情を忘れかけていますが、全てをかけていたので底知れぬ恐怖を抱いていました。

そのようにならないための最大のコツは、やり方を知っている人、成功者に聞くことです。それが一番早く確実です。お金はもちろんかかりますが、成功する方法を教えてもらえるのだから安いものだというくらいの気持ちでいきましょう。最終的には、そこで学んだものがそれ以上の価値となりあなたを助けますから。

経営塾では、起業ノウハウやマインドを身につけることができます。私達の仕事は、成功確率を上げていく作業だと思います。あらゆる方法を考えて成功するための道を作ります。集客ひとつとっても、どうしたら良いお客様にたくさん来ていただけるかということを常々考え、成功率を上げています。

起業するための下地というのは、塾に行って起業するために最低限必要な動き方や物事の捉え方を学ぶということです。

今はYouTubeでもある程度のことを無料で学べるのですが、実際に塾に行って直接成功者の話を聞いたり、会話をしたりすると、少しずつ物事の捉え方が変わり、勝ち方が見えてくるので、自分がすごいと思う人から直接学ぶことをオススメします。

繰り返しになりますが、お金がかかるから無理だという人もいるでしょう。確かに金額だけを見ると高いのかもしれません。最低でも数十万円はかかりますからね。しかし、その講師が何年もかかって習得したスキルがたった半年やそこらで手に入るなら安いと思いませんか？　ここで、投資できない人は勝てません。私も最初は高くて払えないと思っていましたが、そこで決断できないとせっかく起業する決意をしたのに、自分流ですることになり成功するかどうかもわからないという不安がずっと脳裏によぎるので意を決して通うことにしました。

その結果、今の地位があります。決断できる人がより良い未来を手に入れていくのです。今のままでいいなら起業なんてそもそもしなくていい、変わりたいからこの本を読んでくださっているのですよね？　最初だけ頑張って食らいついたらきっと自然と良い方向に向かうと思います。

起業家がよく言う「ビジネスは先行投資」。これは間違いありません。きっと返ってくると信じてください。やらないで何も変わらない人生より確実に良い未来があります。

何よりあなたと同じ、それ以上の志を持った仲間がいる環境に身を置いたほうが絶対に伸びます。ライバルが売上を上げていると、ライバル意識が増し、自分もやらなきゃいけないなと発破をかけられるからです。ずっと通い続ける必要はありません。あくまで最初は経験上、その形が成功する最善の道だと思います。

もちろん誰から学ぶかは慎重に選ぶ必要があります。教えてもらうのは誰でもいいわけではなく、信頼できる人を厳選しましょう。正直、コンサルタント全てが良い人ではありません。だからといって私のところに来いと言っているわけではありません。あなたが信用できると思った人を選んでくださいね。私でもできたので、きっとあなたも勝てます。もし、私に聞きたいことやわからないことがあればいつでもコンタクトしてください。

▼意見が食い違う人との関わり方

突然ですが、喧嘩はしますか？　大人になったら自ずと減ってきますよね。考え方が大人になり、我慢することを覚えていくし、人とぶつかりたくないし。喧嘩する時間がもったいないと思うこともあるでしょう。

しかし、あまりに理不尽なことは受け入れてはいけません。例え相手が理解してくれなくても、自分の意見を伝える必要はあります。

私が理学療法士として病院で働いていた頃、同僚とぶつかることもありました。理論武装して攻撃的に理詰めしてくる人でした。

いくら理論立てて言いわけをしていても、結果、その人は患者さんをほとんど治せていませんでした。知識だけあっても治せません。患者さんの心を掴み、悩みを聞き取ったり、原因を判明させたりして、治せる技術を提供できることが私達の仕事なのです。そこで私とその同僚との意見の食い違いがありました。

もちろんこのような人と理解し合うことは難しいかもしれません。相手の意見が理不尽だと感じている時点で、相手もこちらの意見がおかしいと感じているので、理解し合うのではなく、自分の言いたいことを我慢せずに伝えてみてください。

相手もはっきり言ってきているのであれば、こちらも意見を伝えていいのです。結果、その人との関係性が悪くなったところで、あなたの起業には影響しません。そもそも自分とは考え方が違う人なのですから。

あなたの人生ですから、他人の意見に押しつぶされたり、自分の意見を押し殺したりする必要はないのです。思うままに生きてみてください。

▼凹んだときの対処法

次に、メンタル面についてお話しします。いくら前向きでいようと心がけていても、どうしようもない状況が降りかかり、どうしても凹んでしまうときもあると思います。そんなときは例え落ち込んだとしても、できるだけ早く立ち直ること。これは、その人の育ってきた環境や性格、周りの友達によって早く立ち直りやすい人、そうでない人がいると思います。しかし、心の片隅に置いておくだけでも、徐々に気分が上昇するスパンが早くなっていきます。

私の知り合いに、何か嫌なことがあっても寝たら全てを忘れるといった「便利な人」がいました。もはやそれは才能かもしれません。そういう人のほうがストレスを感じにくいのです。

対処の仕方はそれぞれですが、落ち込んだときにこそ、瞑想や妄想、それこそ没頭できる趣味を持つことです。少しずつあなたの脳と潜在意識を変えてストレスを感じにくくしていきましょう。

あなたが経営者であることを考えると、凹んだからといって、日々のタスクを疎かにしてはいけません。やる気に左右されていてはいけないのです。誰にでも予期せぬトラブルや悲しいこと、腹が立つことは必ず訪れます。悲しんだり怒ったりすることでストレスを発散することもいいです。内側に溜め込んで爆発するよりも感情を出せるならそのほうがいいかもしれません。

それでもそういうときこそ、いち早く立ち直り、目標に向けて実行できる人が最終的に勝つのです。そのことを脳と意識に働きかけましょう。

▼セルフコーチングを活用する

あなたは1ヶ月にどれくらい自分自身と向き合えていますか？　自分自身をコントロール（セルフコーチング）することで自分の感情のコントロールもでき、目標達成へのスピードが格段に早くなります。

起業する際には経営塾に行き「コーチング」してもらうといいのですが、いずれは自分で「セルフコーチング」する必要があります。自分が自分のコーチになるので、ある程度の知識が必要になります。自分の興味のある書籍や目標に関連する書籍を読むだけでも構いません。

そして、定期的に自分の現状を把握し、分析しましょう。自分の目標に向かってどこまでできているか、できていないとしたら何が原因なのかを探りましょう。後に詳述しますが、セルフコーチングではPDCAサイクルというものを実行するといいです（p130参照）。

具体的にどのようなことをするのかというと、自分自身が落ち着く場所で自分と対話をします。カフェやお気に入りの場所だと自分がリラックスした状態になれるので対話しやすいです。まず、手帳やメモを見ながら反省点や、今後の方針などを決めていきます。そして、達成できているものがあれば惜しみなく自分を褒めてあげましょう。自分自身を褒めることは難しいかもしれませんが、経営者である限り自分より上の立場の人がいないので褒めてくれるのも自分しかいません。誰かから褒められるとやる気に繋がるように、自分を褒めることで目標に向かってやる気を湧かせましょう。

また、達成できていないことがあったときに、「またできていない、私にはやっぱりできないんだ」、「なぜ私はいつも失敗を繰り返してしまうのか」というネガティブな悩みを繰り返すと、新しい気づきを得にくいです。反対に、「この先どのようにすれば上手くいくのか」「いつまでにどのような状態になっていれば望ましいのか」といった未来志向の問いかけにしていくと新しい気づきを得やすくなります。

セルフコーチングは可能なら月に2回は行いましょう。自分自身の可能性を広げられ、目標達成も早くできます。

▼知識と技術、起業に何が必要か？

そもそも、起業するのに知識と技術は必要だと思いますか？　もちろん両方あるに越したことはありません。ですが、知識については、先ほど私と意見の食い違う、同僚だった理学療法士の理論武装の話が一例です。知識があっても治せない治療家をいっぱい見てきました。

起業においては、知識より技術、技術よりマーケティング力といった具合で必要な順番があるかと思います。知識は最低限必要で、技術はお客様に驚きや感動を与えて改善するために必要、さらにもっと必要なのはマーケティング力です。また、私は理学療法士という国家資格を持っているのですが、このブランド力がお客様にとっては安心材料になるので一番強いです。

ですので、成功するためには知識よりいかにブランド力を高めていくかです。国家資格自体はもちろんないよりあるほうがいいに決まっています。もし、私が「ただの整体師」だったらここまで成功できていないかもしれません。自分の強みや特徴をブランド化し、それを経営に活かすことが最も大切です。

▼物事を理解し、自分のものにするためには

まず基本中の基本ですが、何か物事を覚えるとき、頭に入れたいとき、いわゆるインプットするときは、メモを取りましょう。そんなこと常識だと思われる方もいるか

とは思いますが、あえて書かせていただきます。

なぜメモを取るのかというと、もちろん聞いているだけでは確実な記憶が残らないこと、メモに取りそれを見返すことでより鮮明な情報や知識、技術が手に入るからです。

私もアルバイトを始めた頃は、メモをとらず耳だけで記憶しようとしてよく怒られたものです。実際に言われたことを思い出そうとしてもできなかったので、それからメモを取る必要性を学びました。みなさんもメモしておけばよかったという経験はありませんか？

そして、メモを取り、インプットするだけで満足してはいけません。大切な情報や、知識や技術をしっかりアウトプットして初めて、本当に理解できるのです。勉強も同じですよね。学校で知識や情報をインプットし、宿題でアウトプットされるようにカリキュラムが組まれています。

そして、物事を本当に理解し、自分のものにするためには「ＰＤＣＡサイクル」を実行することが必要であるといいます。

Plan：計画・目標を作成

Do：計画を実行する
Check：計画が有効だったか評価、分析する
Action：改善し次に活かす
古くからこのサイクルを繰り返し行うことで得た知識や情報を活かし目標達成することができるといわれています。
少し理論的になりましたが、セルフコーチングにも活かせることなので試してみてください。

▼好きな場所で働くための時間管理術

自分の好きな場所で仕事ができるように調整していく。

自分のテンションが上がる場所を探す。カフェ、ホテルのラウンジ、旅行先など。その場所で作業すると効率が良くなる場所を見つけてそこで仕事をするにはどうしたらいいかを考えましょう。自分の好きな場所で働くと作業効率が大幅に上がるのでこ

ちらもぜひ実践してほしいです。

例えば、お気に入りのカフェでノマドワーカーとして働くために、私の場合は、カフェでしたいタスクをメモっています。セミナーの資料を読んだり、今日の献立を考えたり、好きな本を読んだり、リラックスタイムに使うのもありです。なんでもいいのです。

みなさんは、どういった場所で仕事をしたいですか？　一度、書き出してみましょう。旅行先でゆっくりしながら働くなんかもいいですよね。私はカフェで仕事をすることが好きです。とにかく環境を変えて仕事ができるように時間を作っています。スタバでMacBookを開いてコーヒーを飲むってカッコよくないですか？　昔からそういう人に憧れていたので、気分も上がって作業も捗ります。

私の場合は、カフェでオンラインセミナーを実施したりもしています。もちろんお店の迷惑にならない範囲でですが。

自分の好きなカフェで仕事をすることで、カフェに行かない日も、明日はカフェで仕事ができるから、と毎日が楽しくなります。スタバでコーヒーを飲みながらMacBookで作業している自分が好きで、常に自分が好きな自分でいたいと思っています。

そうすることで、自分自身も高まります。いかに自分の好きな場所で働けるかを考えながら予定を組み込んでいます。あなたも自分が好きな自分を書き出してみましょう。気分が上がる場所での仕事は楽しいし、自分の好きな自分だと自信が湧いてきます！

▼本物に触れるということ

私は節目節目に何か良い体験をするようにしています。素晴らしい体験は自分を高めてくれるような気がするからです。

例えば、大切な日に高級ホテルのスイートルームに泊まるとか。より質の高いホテルやミシュランの料亭など、『本物』に触れることであなたの価値は高まります。また、そうした経験から今までのあなたでは決して出ることのなかったアイデアや想像が生まれたりします。

節約はもちろん大事ですが、日々なんとなく生きて、全て安く済まそうとは思わないほうがいいです。たまに頑張っている自分にご褒美を与える感覚です。

こうした体験を繰り返していくことで必ず、あなた自身の価値が上がり、より良い人に巡り会えたり、お金の回り方が良くなったりします。

そして、お金持ちになりたいなら良い物を持ってください。かといって身の回りのもの全てを良い物で揃える必要はありません。例えば、何か一つブランド物にしてみたり、ブランド物にも良し悪しがあるので、本物の革製品を買ってみるなど、『本物』を身に付けてください。

「使えば使うだけ返ってくる」、「経済を回せ」といいますが、世の中はその傾向がやはり強いです。どんどん良い体験をしましょう。

そしてそれを独り占めせず、家族や今まで助けてくれた仲間に還元してあげましょう。あなたは一人で成功してきたわけではないのですから。自分の手の届く範囲で構いません。

あなたの成功は、あなた自身の力であり、良い体験をしたり、良い物を持つことをオススメしましたが、それを誇示するのではなく、常に謙虚であってほしいと思います。それがさらに幸運を引き寄せてくれます。

▼手の届く範囲の人を幸せにすると決める

自分自身の家族や親戚、もちろん全員ではなくても、あなたが好きだと思う人だけで構いません。自分の回りの人を幸せにできるように働きかけていきましょう。今までの恩を返すだけでなく、幸せにしてください。自分の周りが幸せで溢れると自分も幸せな気持ちになりますし、幸せが循環してくれます。

起業という一般的には大きなことを決断し、あなたが良いときも悪いときもついてきてくれる、応援してくれる、側にいてくれる周りの人はあなたの財産です。ぶつかることがあっても、大切な人なら修復できる関係を築いていくことでより応援してくれるようになります。

私も自分を幸せにしてくれる人を幸せにできる起業家でありたいと思います。

▼「すごいこと」を成し遂げると決める

自分には何もできないと思うより、「自分はこんなところでとどまる人間じゃない！すごいことを成し遂げるんだ」と決意しましょう。なんだか漠然としていますが、その決意だけでもあなたの行動力、言動、全てに自信があるように見え、良いほうに向かって動き始めます。決意したときは、自信もなく決意したのだとしても、自ずと確信的な自信も後からついてきます。そう思いきることが大切です。

この本の初めに書いたように、昔の私は何もできないと思っていました。しかし、私も漠然と「やってやるぞ！」という決意をし、少しずつ明確な目標を立てていくことで、応援してくれる人も増えて、少しずつ達成できるようになってきました。

少しずつ、あなたのペースでいいのです。「できないことはない、すごいことを成し遂げる」と決意をすることで変わります。

あなただけにしかできないこともあります。あなたが今何歳であろうと決意することで変わり始めます。

▼チャンスを掴む選択をする

まず知っておいていただきたいのは今の時代、「チャンスはみな平等に与えられている」ということです。そのチャンスを掴むか掴まないかの選択です。

日本人の風潮ともよくいわれますが、チャレンジしている人が周りに多ければ自然とチャレンジできるようになりますし、逆も然りです。しかし、その選択は流されてするのではなく、自分の意志で選択し、チャンスを掴むのです。

掴んだから今のあなたがある、掴まなかったから今のあなたがある、それだけです。

第5章

ワクワクが止まらない
サロン経営術

▼なぜ、当サロンは午後3時までの時短営業で売上が上がるのか

まずは自分がどういう働き方をしたいのかを明確にしてください。

私は起業当初の、午後3時までの仕事だったら楽だな、仕事が終わったら大好きなカフェに行ってゆっくり休憩したいなという思いが形になって今の営業時間となりました。病院勤務で午後3時に終わるなんてありえないし、クリニックなら昼休憩が終わってもそれから半分は仕事の時間が残っている感覚で、午後8時まで仕事するなんてザラにあると思います。

病院勤務の人や会社員の人からは羨ましいなとよく言われます。でも、私はそういう仕事にしたくて起業したのだから、羨ましいと言うならあなたもそうすればいいのにと思うのです。ぜひ起業する方は自分の好きなように自由に決めてください。

サロンがお客様に合わせるのではなく、お客様がサロンの営業時間に来たいと思っ

てくださるという状況を作り出す必要があります。そのような感情になってくれたお客様が「優良顧客」です。そう思っていただけるように確率を上げ続けることが大切です。

そうすることで経営は安定するし、営業時間もこちらの思うようにできます。そして、そのような状況を作り出すことで、「あそこのサロンは流行っているから行ってみたいな」と思ってもらえる良いループが生まれていくので、新規顧客にも困らなくなるのです。つまり「流行っていて予約が取りにくいな」と顧客心理に思わせることができれば確率が上がり「私も行ってみたい！」となるのです。これは面白いもので、行列のできているお店があると、「流行っているから行きたい！」と思ったことはありませんか？　まさにその心理です。そこで来てもらえさえすれば、後はこちらの技量です。

そして、私はサロンの営業時間内に余裕がある、暇な時間がある人をターゲットとしています。そこが最大の秘訣となります。時間に余裕がある人をターゲットにしたほうが集客には繋がりやすいです。

うちの営業時間ならやはり主婦の方が多いです。逆に午後5時から午後10時に営業していた場合、やはりターゲット層は仕事帰りの方となります。それはそれでいいと思います。そのようにターゲットをはっきりさせていくと、より鮮明にどのように経営すればいいかがわかってきます。

そして、人気店にするためには、予約のキャンセルについての考え方、これが大切になります。

基本的にキャンセル自体が良くないことです。もちろんどうしようもないこともあると思います。その部分を除いては、キャンセルの連絡に対して「いいよいいよ」ではいけません。いつでもキャンセル・変更のできるサロンと思われてはいけません。私の場合はキャンセルの連絡があるとすぐに次の予約は取らせないようにしています。いつでも予約できるというイメージ自体がよくありません。

当日や無断キャンセルについてはキャンセル料をいただくべきです。良いお客様に来てほしいのであれば、このように客質にこだわる必要があるのです。

そうすることであなたのサロン経営も安定していくでしょう。

▼平日3週間、土日1ヶ月待ちの人気サロン経営の秘密

もちろん予約が取れないのにも理由があります。その秘密を二つお伝えします。

まずは自分の一番の『売り』を理解しているかどうかです。一度、自分の売りが何なのかを書き出してみるといいでしょう。そして、その売りをお客様がほしがっている物と擦り合わせていきます。細かいことをいえば、集客媒体や地域性、ターゲット層など、それら全てを理解することで人気店として成り立ちます。

ちなみにうちの地域は兵庫県の姫路市というところで、都会性もありつつ中心地を離れると閑静な住宅街が多いので、オンライン（SNSや口コミサイトなど）だけでなくオフライン（チラシなど）もそこそこ強い地域です。そのような地域の特性も理解した上であなたの売りを活かしていく必要があります。

次に、ブランド化していくことが大切です。「あのサロンで治療を受けてみたいな」と顧客心理に仕向けていくことが必要です。例えば、うちのサロンであれば全国誌sweetやMORE、関西ウォーカーに掲載されたことなどが挙げられます。このような

ブランド力があれば、「ここで治療を受けてみたいな」と思ってもらえるようになります。

他にもブランド化する方法はあります。例えば、こうやって書籍を出版するのも一つ、インフルエンサーに通ってもらうのも一つ、考えればたくさんあります。

▼他のサロンがやっていないことをする

他店と同じことをやっているようでは、この溢れんばかりの競合相手がいる美容業界では埋もれてしまい、予約が入ることはほぼないでしょう。先ほどと重複しますが、あなただからできるような集客方法をしていくべきです。普通のことや他と同じようなことをしていたら集客はできません。あなたは地域で誰もがやっていないことをやるのです。

例えば、チラシやホームページをただ他の整体院と同じように真似ただけではなかなか集客は難しいのです。他のサロンがやっていない集客方法、あなただけができるオリジナルの集客方法を探しましょう。…具体的な例がほしいですよね（笑）？

私のサロンの例でいうと、他のサロンが休んでいるときに営業して、働いているときに休んでいることが一つです。また、ホームページを「ザ・整体院」というような見た目ではなくおしゃれな今風にしていることです。これは当サロンが治療のための整体というよりも、美容整体を専門にし、ブライダルの方をターゲットにしていることからでもあります。一度当サロンのホームページを見てみてください。https://seitai-aoi.com

他にも差別化していることはありますが、知りたい方はまた別の機会に。

▼自分を安売りするな

よく受講生さんから料金体系について質問をいただくことがあります。

あなた自身の価値について考えてみましょう。料金、例えばサロンなら施術料ですが、基本的にあなたの施術の価値に対してお客様からお金をいただいているわけです。

反対に、その額に見合った価値をお客様に提供することで双方に利益が得られます。

ここで大切なのは、「値切ってくるお客様を診るな」ということです。少しくらいの額なら交渉を受けてもいいかもしれませんが、あなたの価値を安売りしてはいけません。

例えば、当初5000円だった金額を値上げして6000円にしたとしましょう。「安いから来ていたのに、じゃあもうええわ」と言われた経験はありませんか？ガッカリするかもしれませんが、実は本質は違っていて、ラッキーなのです。どういうことかというと、このようなお客様はこちらにとっても必要ではありません。そのようなお客様の思考は、「安ければ誰でもいい」なのです。このような思考のお客様を集めるより、あなただからこそ施術してもらいたいという思考の人を集めるほうが経営者としては断然いいです。そのほうが経営は安定します。

もちろん開業当初はそんなにはっきり断ることは難しいと思いますが、人気店になれば自分に自信も持てると思いますので、あえて診ないようにしていきましょう。金額で渋るお客様は、値上げしなくてもいつか必ず離れていきます。いずれにせよ診ないほうがいいのです。急なキャンセルをするのもこのような傾向の人に多いです。

あなた自身が診たいお客様に来てもらえるようにすることがあなた自身の価値を高め、経営だけでなく、あなたのメンタルも安定します。

▼どうやって好きなお客様だけを治療するのか

態度の悪いお客様は取らない。というよりも来させない。それは文章や価格設定に秘密があります。その秘密を少しお伝えします。

まずは、こういう人に来てほしいというしっかりしたメッセージを明確にホームページやチラシに文字として入れることで来てくれるお客様に変化が出ます。

反対に、こういう人には来てほしくないという考えがある場合は、それもしっかり記載しましょう。そうすることで、少しずつあなたが思う「良いお客様」が集まってきます。もちろん来てほしくないお客様全てを防げるということではないですが、限りなく少なくすることは可能です。

さらに、本気で改善したいお客様、あるいは継続して通ってくれるお客様、いわゆる「優良顧客」ばかり集める方法が二つあります。

一つ目は、いかにそのお客様が来店されるまでにマーケティング活動ができているかどうかです。事前にお店のことを知っていただいている状態で来てもらえるのと、何も知らずに来てもらうのでは購入率が全然違います。例えば、お店のYouTubeやInstagram、LINEの情報配信などを見てから来てもらうと、買う気を持って来てくれる場合が多いです。しかも好印象を抱いて来てくれることが大変多いです。あらかじめ知ってもらえているとあなたも接客しやすいと思いますし、セールスすることがとても楽になります。こうして優良顧客に来てもらえるよう、コツコツと確率をあげていくことが大切です。

二つ目は、態度の悪いお客様に対するリスク管理です。

態度の悪いお客様、マッサージ感覚で来るお客様、いわゆる「質の悪いお客様」というのは必ず来ます。それはどれだけマーケティング活動をしようと防ぎようがありません。しかし、そういう人が来たからといって適当に対応してはいけません。

正直、そういう方は来られた時点でなんとなくわかるので、相手にするのは面倒ですが、そういう方ほどしっかりした対応をしなければいけません。そういう方ほど噂話が好きなので、悪い噂を流されたり、悪い口コミを書かれたりする可能性が高いです。そういう方のせいで優良顧客が来ないという状況は避けなければなりません。ですので、しっかり対応しなければならないのですが、こういう人は一度きりしか来ない場合が多いです。金銭的な問題で通わないことが多いので、リスクを抑えることだけを考えましょう。

私のサロンにも「結婚式3日前で、今日しか来られないので今日だけでなんとかしてください」と来られた方がいました。流石にどれだけ技術があっても無理です。あまりにもひどいので施術自体をお断りしました。予約サイトにも複数回通っていただく必要があると記載していたので、正直、「何年も蓄積されているものを1日で改善できるわけがない、3日前ならマッサージでリラックスしたらいい」と言いたかったですが、丁重にお断りし、リスク回避しました。

このような方が来たらあなたの常識と相手の常識に乖離があります。相手の常識・レベルに合わせて対応しましょう。相手にとってもこちらの常識を理解することが難しいので仕方ないのです。

開業した当初はお客様に来ていただくことが嬉しいので、このような方でも受け入れてしまいそうになります。しかし、「このお客様なんだか微妙だな」、「改善しないかもしれないな」などと思って治療していても良い結果は出ません。あなたが来てほしい優良顧客像がブレないようにしましょう。負けるが勝ちを選ぶ選択肢を持ちましょう。

最後に、何より大切なことをお伝えします。お客様と私達売り手は対等です。お金の対価に良いサービスを提供します。「私はお客様だから偉いんだ」という雰囲気の人は丁重にお断りしましょう。あなたが嫌な気分になる相手ならお断りしていいのです。あなたの理想のお客様にかけられる時間がその人の枠で潰れてしまうのであれば、極論、時間の無駄です。

▼暇は最大の敵であると知れ

暇は最大の敵です。暇だと人間は余計なことしか考えません。

この本の初めに書いたように、私も何もすることがなく暇な時期がありました。当時は、何も取り柄がなく仕事も見つからない、でも周りはみんな仕事をしていて、自分だけが何もしていないという感覚に陥っていました。そんな日々を送っていた時期がありました。本当に鬱のような状態でした。

社会人にとって仕事がないというのは地獄なのです。しかし、世の中ない物ねだりで、休みがほしいから働きたくないとか簡単に言ってしまいますよね？　何もすることがない、仕事がないという経験がない人ほどそう言うのです。「何もしてないから眠れない、すぐに目が覚める、何かしないとやばい」といった気持ちが強くなってさらに不安になるといった負の連鎖、私が経験したようなことが起きると「働きたくない」などとは言えなくなります。

暇だと何でも悪い方向に考えてしまいます。それを乗り切るコツは忙しい方向に自分で舵を取ることです。忙しくしていると、特に充実して仕事をしているとそんなことを考えることはなくなります。そんなことを考えている時間がもったいないという思考になるのです。

経営をしているとほとんどの方は暇だなと思うことはないかもしれませんが、人によってキャパシティが違うので、キャパシティが広いことはとても良いのですが、もし現状が暇だと思う方がいたら大きな危機です。負の思考に陥らないように気をつけて、忙しくなるように舵を取っていってくださいね。考え方を変えると、暇だというのであればまだ時間にかなり余裕があるということです。動いて動いて動きまくりましょう。お客様が来なくて暇なのであればチラシを配ったりSNS配信をしたり、とにかく動きましょう。既にやっている方も暇なのであればもっとお客様を呼べるようにもっと集客しましょう。現状では全然足りていないのです。暇でなくなればいいのです。単にキャパシティが大きい方はさらに経営を広げるいいチャンスかもしれません。

▼付き合う友人を変える

またも突然ですが、あなたの付き合っている友人はどんな人達ですか？「付き合う友達は選べ」とよく言われるように、周りにいる友人のあなたに与える影響は良くも悪くも大きいです。付き合う友人を変えたら売上も変わります。

例えば、私は元々病院勤務だったので、その時代は理学療法士の専門学校に通っていた頃の友人や、病院勤務の友人がいました。ですので、私も友人も起業することは念頭になく、病院勤務が当たり前だと思っていました。

あなたとよく付き合いのある友人5人の平均収入があなたの収入だといわれます。必ずしもそうだとは言い切れませんが、よく付き合いがある友人なのであれば、あなたと趣味や思考が合うのでしょう。そうなるとやはり収入もだいたい同じくらいの人が集まる傾向にあります。

私も病院勤務時代と起業してからでは友人がガラッと変わりました。まあ、そもそもそんなに友人がいないのですが、そこは一旦忘れて聞いてください（笑）。

起業してからは、自分の好きな友人とだけ付き合っています。病院勤務だとやはりしがらみもあるので、付き合いたくなくても付き合う必要があったりします。ですが起業すると何もかも自由なので、付き合う友人も自分が決めたらいいのです。そもそも自分は起業していて、周りが病院勤務だと話が合わなくなってきます。視点が変わってきてしまうので、お互い話をしていても面白くないのです。起業に興味を持ってくれる人だと会話もはずむかもしれませんが、あなたとの環境のズレで友人が離れていってもそれは自然な流れです。

経営者でなく、雇われている立場であると、物事をどこか人任せにしがちになります。経営者は全て自分の責任なので、例えば、病院に雇われている友人が病院の文句を言ったとしても「守られているのに文句を言うな」と共感できなくなってしまうのです。逆も然りです。

あなたがこれから収入を増やしたいなら、収入の高い人と会話をすることが一番早いです。初めはやはり居心地が悪いと思います。ですが、しつこくその環境に食らいついていけば、その基準に合わせて、自然と自分もその収入を得られるように経営の舵を取るようになるのです。

しかし、よくあるのが、結局、自分のことをわかってくれる地元の仲間と付き合うことです。これは一番ダメなパターンです。自分を激励してくれたり、一緒に上を目指そうという仲間ならもちろんいいです。ですが愚痴ばかり言い合って傷を舐め合うだけの仲間なら経営も落ちていきます。

では、収入の高い人や一緒に上を目指せる仲間にどう出会うのか。自分よりすごいと思う、尊敬できる人に近づくことです。「同じようなレベルでつるまないこと」。これに尽きます。同じようなレベルの人といると楽です。しかし、完全にぬるま湯です。

自分を高めてくれてそれでいて居心地がいいというラインを探しましょう。初めは自分のレベルが低いと感じて居心地が悪いと感じたとしても、自分のレベルが上がれば居心地も良くなってきます。この意見を参考にして自分がどうあるべきか立ち止まって考えてみると普段見えなかったものが見えてきます。そして、いかに普段なんとなく生きているかがわかります。セルフコーチングです。周りの影響が、友人が、などといいましたが、結局自分を変えることができるのは自分しかいません。良い環境に行くのも大切ですが、それも自分が決めることですからね。

また、人付き合いが苦手で誰かに会わずして収入を上げたいという人は、尊敬する人の動画や本を読み込むなど方法はたくさんあります。特に動画は実際にレクチャーを受けているような感覚になるので、より五感を刺激する方法を選ぶといいです。実際に会ったような体験をしていくことです。もちろん実際に会うのが一番ですよ。

▼できる人がほぼ100%やっているタスクとは？

目標達成までの年表が自分の中にあるということです。

この目標をこの時期までに達成するにはどうしたらいいかなどを書き出して、その理由を考えて実行に移します。一番書き出しやすいのは短期間での目標ですが、10年先の未来までどうなりたいかを考えてみてください。

とにかく自分の最後の姿を思い描くことです。あなたはどういった生き方をしたいのか。さらにはどういう死に方をしたいのか。そこまで考えたことはありますか？私は最終的にどのようなお葬式にしたいかまで考えています。これは終活しているご年配の方だけの話ではなく、誰しも生きている今を輝かせるために、今すぐ考えていく必要があると思っています。そのように自分の中に終わりが描けていれば、どう生きていくといいのかがより明確になってくるのです。

生き方をより明確にする作業、これができるだけであなたは他より抜きん出ることが可能です。流石にそこまで考えるのは、ちょっと先が長くて大変だなと思うなら、まずは5年先まで考えてみるといいでしょう。書き出すことであなたの目標はより明確になり、脳に覚え込ませることでより叶う確率は上がります。あなたが本気で成功を望むなら自分自身と向き合う時間を作りましょう。日々の仕事に追われていたとしても時間を作ってください。毎日毎日タスクをこなすのです。それが全てといってもいいでしょう。実際に私もタスク管理をして毎日の充実感が変わりました。最初は面倒ですが、きっと継続することで変わりますから。

▼ワクワクが止まらないのはなぜ？

私が毎日ワクワクしながら仕事ができているのは、好きなことをやっているから。自分のやりたいことだけをやっているからです。

よく、必死に頑張って苦労しないと自分のやりたいことができないという考え方の人がいます。もちろんそれも一理ありますが、実際はやりたいことだけやっていても成功できます。やりたいことと苦労することのバランスをどう捉えるかですね。やりたいことしかやっていないと、その好循環を生み出すので、自然とやりたいことがまた降ってきます。

やりたくないことをやっていると自然とやりたくないことがたくさんできてきます。脳の仕組みや潜在意識の仕組みからもそれは言えます。つまりワクワクで脳内をいっぱいにしたほうが日々楽しいということです。仕事のことを考えるとワクワクした気持ちで満たされます。そもそも自分がやりたくて始めたことだからです。病院勤務のときは行きたくないなと思う日も多かったのですが、起業することでそんな気持ちはなくなりました。

もし、あなたが今の仕事を「楽しくないな、でも我慢しなくては」と思っているなら、それは仕事の変えどきだということです。自分の好きなことで心をいっぱいにしましょう。生き生きした子どもの頃のような笑顔で日々を楽しみませんか？　仕事次第で可能になりますよ。

では、やりたくなくてもやらなければならないことはどのように回避しているのか。例えば私の場合、開業当初、お店の広告チラシを自ら配りに行っていましたが、最近は全く行っていません。自らポスティングしても特に楽しくないし、そもそも私がやる必要はないので、業者に折込チラシとして入れてもらっています。もちろん地域を歩き、傾向を探るために自分でポスティングする経験も大切になります。ですが、それを続けていても楽しさを感じなかったのでやめました。それ以外で自分が楽しんでできる集客方法を考えました。自分が毎日ワクワクして経営できる方法を探したほうが毎日を楽しめます。

やりたくなければやらなくていい。別の方法で補えばいいのです。自分がワクワクすることをたくさん見つけておいて、それを常に実行できるように考えて次のステップに移していきましょう。

売上が上がるようになれば自然と経営自体は楽しくなっていきますし、そこにいくまでの過程もせっかくならしんどいなと思うより楽しく集客しましょうよということです。そして、どうせ無理だと思わず、「できる」と自分に思い込ませましょう。楽しんでいる人のほうが売上は上がります！

第6章

理想の自分、理想の経営者になる

▼まずは憧れの人を手本にする

あなたには目標の人や憧れの人はいますか？　理想の自分に近づくには、その人をまずは真似ることです。所作や立ち振る舞いなど、素養を身につけることで憧れの人に一歩近づきます。理想の自分になるのは、まずは真似をすることから始まり、自分らしさはその後から足していけばいいのです。より鮮明に理想像を描くためには、可能であれば、その憧れの人にコンタクトを取って会いに行くといいです。無理なのであれば、その人の動画を見ることでもいいです。今の世の中、SNSで配信されているる方も多いので便利ですね。

このジャンルならこの人、ファッションの手本にするにはこの人、性格はこの人、のように憧れの人を複数人作ってもいいでしょう。そうすることで、より良い部分だけを見てカスタマイズし、最高の自分になっていけばいいのです。

私にもさまざまな憧れの師匠がいます。技術はこの先生、マーケティングはこの先生、といった具合に決めています。

昨日より今日、今日より明日です。日々なんとなくではなく、常に理想を追い求め、最高のあなたを更新していきましょう。

▼お客様を綺麗にしたいなら自分が一番綺麗でいること

私の場合は、「常にカッコよくいたい」ということが理想の自分の基準になります。この基準は人によって違うので、自分なりで構いません。「いつも笑顔でいたい」とか、「正直でありたい」とか、そのようなことで構いません。今いったのは全て私が大切にしていることです。

例えば、子どもが大きくなって参観日に行ったときに、「お父さんカッコいい」って言われたくないですか？「○○君のお父さんはカッコいいけど、うちのお父さんは老けているしダサい」と言われるのは嫌じゃないですか？友達にもカッコいいと言われるような自慢できる大人でありたいなと思います。

美容整体サロンを経営していることもあり、お客様を美しくする仕事なので、自分の見た目にも気を遣うようにしています。人はやはり見た目からの印象を大きく受けます。ボロボロに疲れているスタッフ、ぶくぶくに太っているスタッフ、実年齢より老けて見えるスタッフに綺麗にしてもらいたいと思いますか？　説得力に欠けますよね。

見た目はその人の生き方がよく現れます。疲れた顔ばかりしていると老けていきます。若々しくいるためにも日々楽しみましょう。自分も楽しみながら仕事をして、プライベートや趣味が充実さえすれば自然と若くいられるようになります。

月並みなことかもしれませんが、とても大切なのでお伝えします。定期的に美容院に行ったり、サウナに行ったり、ネイルに行ったり、自分に美容ケアをしましょう。やりすぎる必要はないので、最低限、お客様に清潔感を与えられるようにしましょう。自分の気分も上がりますし一石二鳥です。

▼自分をブランド化する方法

ブランド化する方法としては、まず、やってくる仕事を見極め、自分のワクワクする、やりたいなと思う仕事を受けていくことです。

そうすることで、また類似した自分のやりたい仕事が舞い込み、あなたの特性を活かした仕事がくるからです。

あなたのやりたいことを今一度おさらいしましょう。書き出しておいて聞かれてもすぐに言えるようにしておきましょう。そうすることで自信にも繋がりますし、より自分に合った仕事を脳や意識が選んでくれるようになりますから。

また、ブランド化にはSNSでの発信は不可欠です。さらに、動画であなたという存在を発信していく必要もあります。最初は見てくれている人も少ないので、反応などないものと思うほうがいいです。自分を確立するためだと思い、続けることが大切です。ここで重要なのは、「内容のあるもの」を発信していくことです。内容がない、ただ日常をなんとなく発信しているだけでは興味を持ってもらえず、ブランド化までには至りません。

他にもブランド化には、フォロワー数も大切になります。フォロワーが多いと、見てくれる人もなんとなく、「フォロワーが多いから面白い投稿をしているのかもしれない」と思って興味を持ってくれることが多いです。私であれば、

Instagram

https://instagram.com/seitai_aoi5

のフォロワーさんは個人アカウントとサロンアカウント合わせると5000人程で、YouTubeはやっと1000人を超えたところです。もちろん数字的にはまだまだですが、継続することで少しずつ結果が出るようになってきました。もちろんしっかり再生してもらえる内容を作っていかなければなりません。SNS配信は流行によって内容も変わっていくのでこちらも日々変化させていく必要があります。

SNSの活用方法をさらに詳しく知りたい方はInstagramをフォローの上、メッセージください（笑）。

▼たった5%のできる人になれ!

「5%」といわれるとごく僅かな確率だと感じませんか?

実は、治療院業界では5年生存率は5%ほどだといわれています。私も聞いたとき、「うわー、厳しい世界だ! 100店中5店だけ!?」と思いました。ですが、今は私のサロンも無事5年目を突破し、6年目になりますし、もちろん潰れる気配もありません。潰れていくお店が多い反面、それ以上に新しく開業されるお店が多いのだと思いますが。

では、どうすれば5年以上続けていけるのでしょうか?

それは、あなたが「仕事のできる人」になることです。そのような人が習慣にしていることをご紹介します。あくまで例なのであなたが真似してみたいことから始めてみてください。

・朝活をしている

・毎日を楽しんでいる
・仕事を趣味だと思っている
・昼休憩を睡眠に充てる
・お昼ご飯を食べない
・文句をあまり言わない
・愚鈍な人はできるだけ相手にしない
・お金を大切に扱っている
・投資をしている
・感謝の心を忘れない
・失敗談を面白おかしく話すことができる
・自分だけでなく周りの人の幸せも願っている
・後輩に気前よく奢る
・全てをポジティブに捉える癖がある

▼職場全体を成功できる環境にする

あなたが「仕事のできる人」になったとして、次に、組織や仲間作りで大切なことをお話しします。これを意識することであなたと一緒に働きたいという人が増えていきます。すると、自分の味方が増えるので、さまざまなことに挑戦しやすくなるだけでなく、自信がつき、成功する確率がどんどん上がります。でも、これを意識せずに行動すると気づいたら一人になってしまっていたり、仲間が離れていってしまう危険性もあります。

さて、意識することとは、相手の立場に立ち、相手がしてもらえたら嬉しいことを徹底的にリサーチしてやっていく。ただこれだけです。あなた一人だけでビジネスをしていくなら何も考えなくていいと思うのですが、残念ながらそういうわけにはいきません。

人と関わり、人を動かしたりするときは必ず意識したほうがいいです。何事にも相手を思いやれなければ自分のことも思ってくれません。あなたがどうでもいい人と思っているような人ならそれでもいいですが、仲間なら大切にしていきたいですよね。

損得勘定と自尊感情で人はついてくるといわれています。損得勘定は「この人といたら得になるな」と思わせたらいいということです。自尊感情は「応援したい」と思ってもらえることです。例えばアイドルを追っかけているような人は後者です。

パッと見ると、自尊感情があればいいと思うでしょうが、実はそうではなくて、両方の感情が大切なのです。両方あって初めて良い関係性が長続きします。この二つを持ち合わせた人が集まると最高の成功環境ができます。

▼挑戦は周りの力を借りまくる

では、応援してもらえるような人になるためには、どうすればいいか。それは自分で旗を掲げて挑戦し続けることです。

できるだけ周りの人を巻き込んでやっていくことで、目標にもっと早く近づけるようになります。その中でももちろん適材適所といったように、その人にあったものをやってもらう、より優秀な人にやってもらえるように自分のレベルを上げていく。自分ができないことを信頼できる人に任せる。それを繰り返していくことで、各自で得意分野ができ、苦手分野を補える素晴らしいチームができてきます。

私自身も、目標を持ってサロンスタッフみんなで達成できる、そんなチームを作っていきたいと常に思っています。

例えば、サポートが得意な人にはお客様のアフターフォローを任せたり、事務系の仕事が得意な人には事務仕事を任せたり適材適所で補っていけると自分が先頭を切って動きやすいです。

また、あなただけではなく、周りと一緒に成功していけるように旗を振っていきましょう。挑戦し続けて努力できる人になれば、きっと周りもついてきてくれるでしょう。

ただし、何も達成していないのに文句ばかり言う人には周りの人はついてきてくれません。そういう人は何を言っても言葉に重みがないのです。私の師匠も言っていましたが、できる人、実際にそれをこなしてきた人の言葉には重みがあります。有言実行を繰り返し、自分の発言に説得力をつけていきましょう。

▼楽しいところに人は集まる

自分が楽しいと思える行動をしていると人は集まってきます。小さいとき、楽しいことをしている友達の机の周りに「何しているの？」とたくさん友達が集まっていたことはありませんでしたか？

自分がカッコよく楽しく毎日をワクワクしながら生きていると自然と人が集まってきます。そもそも、有能な人材を集めたいならまずは自分が仕事を楽しんで、職場を楽しい空間にしていきましょう。ワクワクして働けばきっとあなたが光り輝き、人が集まってくるでしょう。スタッフだけでなく、お客様もそういうあなたにお願いしたいと思ってくれることでしょう。

誰かと楽しみを分かち合いたいという思いも大切です。あなた自身が周りの人に感謝できる温かい人ならより人が寄ってくるでしょう。ですので、人間力が大切です。これを常に磨いていきましょう。

そして、人に何かを伝えるときのポイントとして、自分の思いをのせて伝えることでより評価が得られます。人はその人の思いに共感して集まってきます。ですので、自分の思いをブログやSNSなどでも日々伝えていきましょう。自分自身の思いをはっきり伝えられる人ほど人間力が高いと思います。あの人と一緒にいたいなと思ってもらえるように人間力を日々磨いていきましょう。

そして感謝の気持ちを忘れないことです。その気持ちが連鎖してあなた自身が温かい人に囲まれます。

▼わがままに生きよう

自分のやりたいことをやる。

わがままに聞こえますよね？　ほとんどの人が社会で順応するために、自分のやりたいことを我慢して生きています。それはそれで周りの人との衝突も少ないでしょうし、現状維持、それが平和でいいのかもしれません。でも、人に迷惑をかけないなら、どうせなら、自分のやりたいことをやりましょう。だってあなたの人生は一度きりなのですから。

明日死ぬかもしれません。もしもそうなったとき、あなたはそれで良かったと言えますか？　明日死んでもいいくらい精いっぱい生きていますか？　もっと好きなことをやっておけば良かったとか言うと思いませんか？

人に迷惑をかけたらダメですが、どうせなら、自分のやりたいことをやりましょう。後悔しないようにわがままに生きていいのです。

▼やりたいことをやる癖づけ

そもそも、あなたは、今何がやりたいか、はっきり言えますか？

周りの反応を恐れずに、ブレることなくしっかり自分のやりたいことを伝えましょう。自分のやりたいことを言える人はカッコいいですよ。私も「営業時間を午後3時までにしたい」とか、「全国誌に掲載してもらいたい！」とか、「インフルエンサーの人に来てもらいたい」とか、いろいろやりたいことを声に出して叶えてきました。旗を掲げて挑戦してきたので応援してくれる人もたくさん増えました。

本を執筆したいという夢も叶いました。ありがとうございます！

そして今後も「もっと動画ＣＭを作りたい」とか「店舗拡大したい」とか「著名人と対談したい」とか「ハワイに毎年行きたい」とか「星野リゾートのスイートに泊まって全店制覇したい」とか、まだまだ目標があります。あなたも夢や目標があるなら声に出して言いましょう。周りの人に宣言しまくりましょう！

このときのポイントは、「叶わなかったらどうしよう」とかダメだったときのことを考えずに、やり切るイメージだけを持つことです。そして、是非是非、周りの人に言いまくりましょう。できると信じて自分自身の脳や意識に覚え込ませましょう。何度もいいますが、これが全てです。

▼直感力に従って先行投資する

「できるできる、大丈夫」と思っていても、経営をしていく中で、この方法は上手くいくのか、失敗するのか、失敗したら損害になってしまう、どうしよう、と迷うことが必ずあると思います。

自分が正しいと思ったことなら確実に上手くいく保証がなくても、先行投資する勇気を持つことが大切です。自分の直感力を鍛えていけば、より良い投資をすることが可能になります。もちろん、少しでも怪しいと思ったらやらないほうがいいです。ですが、巷でよくいわれているように、ビジネスは「先行投資」です。先行投資なしで成功はあり得ません。確実でないことをするのは怖いですよね。しかし、自分からアクションを起こさなければ現状は変わりません。直感に従って自分が大丈夫だと思ったならやってみる価値はあります。

これは、広告費についても同様のことがいえます。最初は、かけるしかありません。先行投資して初めてお客様に来てもらえます。もちろん紹介やSNSなど広告費ゼロで来てもらえる場合もありますが、どうしても数が限られてしまいます。

どんなことでもゼロからイチを作ることは難しいです。でも先行投資することで道を作ることができます。イチを作り出し、流れに乗ってしまえばその後は楽になります。

▼リピート率90％を呼ぶ理想の接客とは

ここから少しサロン経営に関してお伝えします。

どうやったらお客様からリピートを取れるのか気になりませんか？　一度きりの施術ではもちろんお客様の悩みを改善することはできません。売上も伸びません。新規客ばかり呼び込むのでは広告費もかさみ、お店自体が上手く回りません。お店を上手く経営していくためには、リピートしていただくことが必須です。

しかし、残念ながら、特に決まったキラーワードがあるわけではありません。いかにその人の求めているものを提供できるかに尽きます。

一人ひとりのお客様が何を求めているのかを探り、その人の求めているものを提供すると自ずとリピート率は上がります。

ぜひ一度、一流のホテルやレストランに行ってみてください。自分も一流のおもてなしを受けると、お客様の立場に立てるので、それらがよりわかりやすく体感できます。一流のお店ではやはりそのようなサービスが秀逸です。だから一流と呼ばれるのでしょう。他業種の良いところを取り入れて自分のサロンに活かしていくことで、接客の幅が広がります。

何より、お客様によって症例を当てはめるのではなく、その方の目標にできるだけ合わせていくことで本当の問題点が見えて、心を開いていただけます。お客様の求めるものを会話の中で探り提供し、満足していただけることでリピート率はついてくるものです。ただし、お客様とはフェアな関係でいるべきだと思います。「お客様は偉い」では良くありません。もちろん反対にこちらが横柄な態度を取るのも良くありません。お互い尊重しあった関係でこそ良い治療、良い接客が生まれるものだと私は思います。

▼月商100万円を簡単に達成するメソッド

今までお伝えしたことを徹底していくことで一人サロンでも月商100万円ほどはいとも簡単に達成できます。一人で100万円なんて私も開業したときは実現できるとは思いませんでした。ですが、実際に達成してみれば意外にこんなもんなんだという感じでした。

月商200万円、そして300万円を達成したときも同じ感覚でした。そこに到達するまでは全然見えない景色だと思っていましたが、達成してみると「あれ？　もう200万？」というような感覚でした。もちろん自分がしてきたことが数字に現れてとても嬉しかったですよ。

達成するためには脳の仕組みを知り、潜在意識に落とし込む。その上で自分の中の基準値を上げて、その基準値に対するマインドさえあれば誰でもできます。

今までお伝えしたことをしっかり実践してください。ノウハウではないのです。一つひとつのタスクを一つひとつこなしていくだけです。あなたが本気になれば経営を伸ばすことは確実に可能です。

▼あなただけの幸せの形とは？

幸せって何でしょうね？　形のないものは人それぞれの価値観で決まります。あなたの幸せはあなたが決めましょう。

例えば、結婚して子どもと一緒に楽しく暮らすのが幸せという人もいれば、逆にずっと働いてキャリアアップしていくのが幸せだという人もいます。どちらもありだと思いますし、その他の幸せもあると思います。人間はない物ねだりなので、お互いを羨ましく思う部分もあります。でも、ない物ねだりばかりで、ずっと幸せが不足している感覚を持っているのはもったいないです。

全て手に入れたいなら全て手に入れればいいと思いますし、それらを組み合わせて自分だけの幸せを作っていくのもいいと思います。他人に左右されるのはやめて、自分の幸せは自分で決めてください。この本を読んであなただけの幸せの形が見えてきた人がいれば嬉しいです。

　あなたが今生きている人生は誰のものなのか？　パートナー、子ども、親のものではありません。あなたただけのものです。誰かを幸せにする人生、それも正解、自分が幸せになる人生、それも正解、とにかくあなただけのオリジナルの人生、その本はあなたしか脚本を書けないのです。手に入れてください、あなたの最高の人生を。

師匠について

ダイエットマーケティング講座主催
日本再生美容医学協会　中川和也先生
真美子先生

ここで、少し私の師匠についてお話ししたいと思います。

私には、病院から独立するときの師匠と、今現在の師匠とがいます。今現在の師匠は、人としてもマーケッターとしても尊敬しています。ご夫婦でされていて人としての温かさもあり、実際に夢や目標実現のために日々

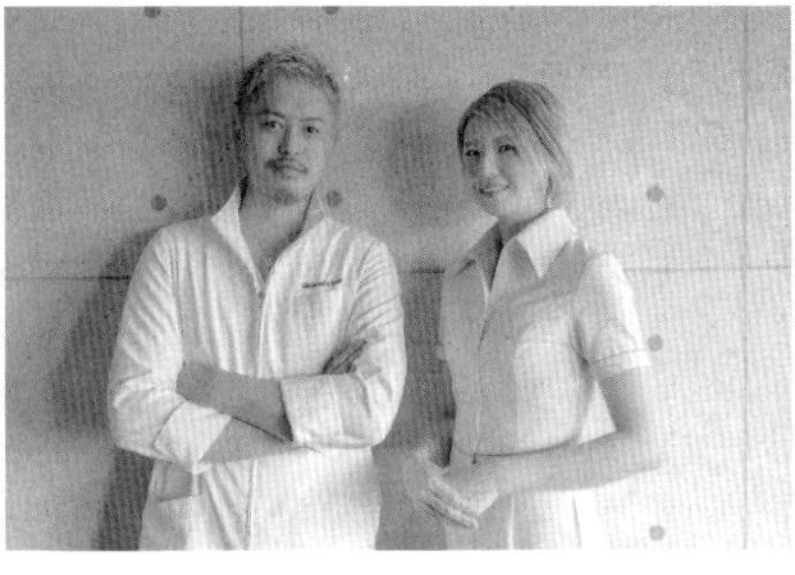

邁進しておられます。受講生も全国に100名を超えます。

私が売上だけでなく、カッコいい人から学びたいと思っていたところ、中川夫婦に出会いました。ご夫婦ともに、立ち振る舞いや気配りなど全てカッコよく真似したくなる方です。

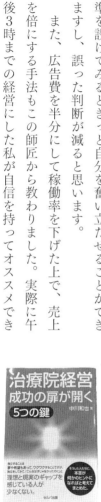

私がその師匠からいただいた言葉で忘れられないのは、「投資したら3ヶ月で元を取って1年後には10倍にする」という言葉、考え方です。すぐにこの言葉を意識して行動し始めました。あなたも投資するなら、そのような基準を設けてみるときっと自分を奮い立たせることができますし、誤った判断が減ると思います。

また、広告費を半分にして稼働率を下げた上で、売上を倍にする手法もこの師匠から教わりました。実際に午後3時までの経営にした私が自信を持ってオススメでき

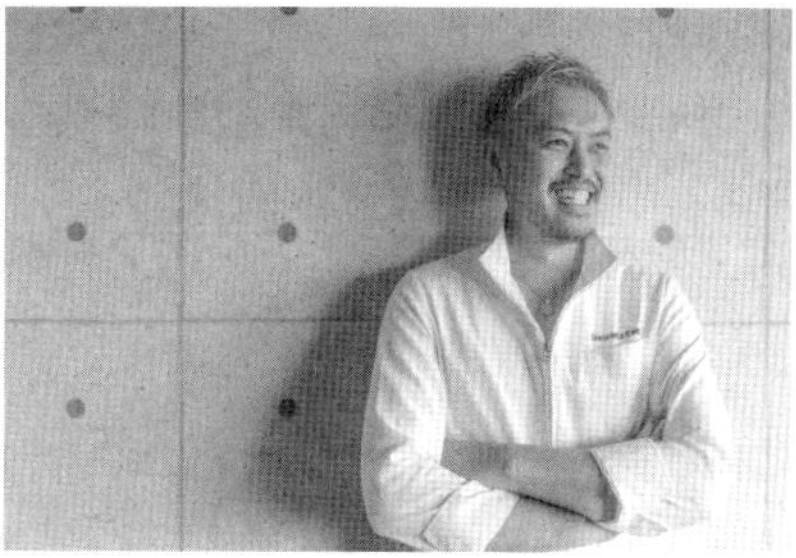

る内容でした。ノウハウや形だけではない、それこそ集客の本質を教えてくださる素晴らしい先生です。

そんな中川先生もすでに素晴らしい書籍を出版されています。あまり内容をいうとこちらの営業妨害になってしまうのでここまでで（笑）。

ぜひ買って読んでみてください。

受講生の声

整骨院勤務兼ブライダルエステティシャン
大西先生

藪口先生と初めて出会ったのは私が腰痛を改善したいと訪れた整体サロンでした。

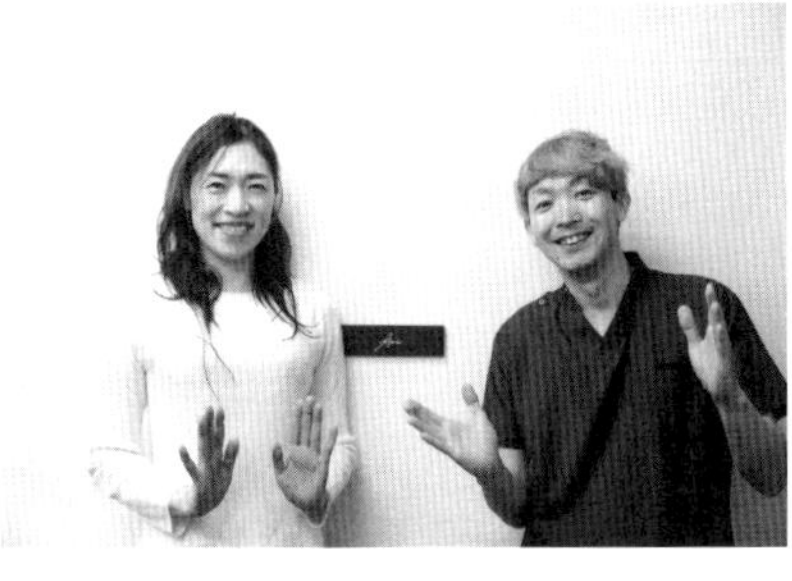

実際に藪口先生の技術に触れる中で、私自身が受けているこの整体が素晴らしい改善率の手技だということに気づかされました。実際に、ピンポイントで解していく整体を受けると私の腰痛も改善していきました。

この手技をぜひ学びたいと思うようになり、整体講座が開かれていることを知ってすぐに申し込みました！

私は現在接骨院でエステティシャンとして働きながら、ブライダルエステとのダブルワークをしております。エステティシャンとしてのスキルアップを兼ねて、また、私の担当しているお客様にもっと喜んでもらいたいと思い、最高峰のスキルを教えていただけるマスターコース受講を選択しました。

猫背矯正、骨盤矯正などスタイル矯正だけでなく、痛みの改善治療を学び、早速職場でも実践しています。このコースを学び改善率も格段に上がっていると感じます。エステティシャンの視点から見ても、とても画期的で理にかなった技術だと思いました。また、マーケティングにおいても美容に特化した独自の集客方法を構築されており、学びが多いです。マーケティングの視点もこれからもっと学んでいきたいと思っています。

学んだ技術のおかげで今まで以上にお客様にも喜んでいただけるようになり、その甲斐あってダブルワークで月43万円の収入を得られるようになりました！

収入アップに繋がるスキルを身につけることができて本当によかったです。藪口先生ありがとうございました！　今後とも宜しくお願いいたします。

ぜひ、みなさんも藪口先生から美容スキルを学んでほしいと思います。また、スキルだけでなく、集客にも自信を持てるようになるので、ぜひ頑張ってください。

美容整体師　後藤先生

私は当初、整体とは全く違う仕事に従事していました。

しかし、整体師になりたいと思い立ってからは、さまざまな施術技術のほか、集客やリピートのマーケティングなど多くを学んできたつもりでしたが、実際にお客様を前にすると緊張し、苦手意識を払拭できずリピートも取れない日々が続きました。また、新たな技術として美容ケアを習得したいと思っていましたが、どのセミナーに行っていいかも悩んでいました。

そんなとき、藪口先生の活躍ぶりをSNSで見かけ、美容ケアで大きな成果を上げていると知り、すぐに講座を受講しようと決めました！

元々、知り合いだったので話しやすかったこともありますし、実績も素晴らしいものでしたので、藪口先生にならら今後のことも任せられると思いました。

入塾して美容整体のスキルを学び、整体院碧のスタッフに登用されました。そして、リピート率20％ほどだった私が、整体院碧ではリピート率70％の水準をキープできるようになりました。

サロンのスタッフとしても70万円ほどを売り上げられるようになりました。

業界最高峰の技術を自分の住んでいる地域で学べて、しかも資格を取れるのも大変嬉しい点です。私のように美容のスキル習得とリピートで悩んでいる先生はぜひ藪口先生にご相談されることをお勧めします。

おわりに

さて、最後までこの本を読んでいただきありがとうございます。いかがでしたか？私が実際に自分の夢や目標を叶えるために実践してきた方法をお伝えしましたが、脳や潜在意識などの聞き慣れない言葉に戸惑った方や、頭をひねった方もいるかもしれません。

この本のご依頼をいただいたとき、真っ先に私がみなさまにお伝えしたいと思ったのは、自分の夢は絶対に叶えることができるということです。

今は自信もあるし夢もあるし、自分のやりたいことをやっている私ですが、元々は空気を読んで、引っ込み思案になってしまう癖がありました。その頃の社会での生き辛さは想像以上でした。ですが、その生き辛さはほとんどの方が味わったことのある感覚なのだと、自分が起業して成功して初めてわかりました。そのときに、だめだった自分とやっと向き合うことができました。

だからこそ、少しでも同じような思いで苦しんでいる方の助けになりたい、同じ思いの人には私の経験がきっと役に立つと思ったので、お伝えさせていただきました。

私は昔から夢だけは一人前でしたが、だからといってそれに向かって努力するなんてことは何もしないダメダメな人間でした。

そんな私が実際に夢を少しずつ叶えられている今、思うことがあります。自分自身が楽しく幸せでいられるように振る舞っていく日々が、少しずつ現実をそう変えてくれたのだと思います。そうなるためには、もちろん努力していく必要があるのですが、楽しく仕事しているとその努力さえ楽しいと思えるようになるのです。その流れに乗ることさえできれば、自然と目標が次々に叶っていきます。

私達の人生は、確実なことや当たり前なことなんて何一つありません。いつ何が起こるかなんて誰にも予想できません。だからこそ今を楽しんで生きる必要があると思いませんか？

何が幸せかを決めるのは自分です。幸せじゃない状態、幸せの状態、それを決めているのも自分なのです。自分次第なのだから、自分が世界で一番幸せだと思ってもいいのです。そう思える考え方、それが幸福への近道で、実際にそう思える人は幸せだということです。

何が幸せなのかを考えて、自分が幸せだと思えるように舵を取ってください。

このメソッドを一人でも多くの方に実践していただき、一人でも多くの方が毎日を楽しく幸せに送れることを願っています。

最後に、この本を最後まで読んでくれたみなさま、このメソッドを伝える機会を与えてくれたみなさま、そして、この執筆を支えてくれた家族、当スタッフや数少ない友達もありがとうございます。本当にありがとう。

これからもみなさまのお役に立てる情報をお伝えしていきたいと思いますので、こんな私ですが今後ともどうぞ宜しくお願いいたします。

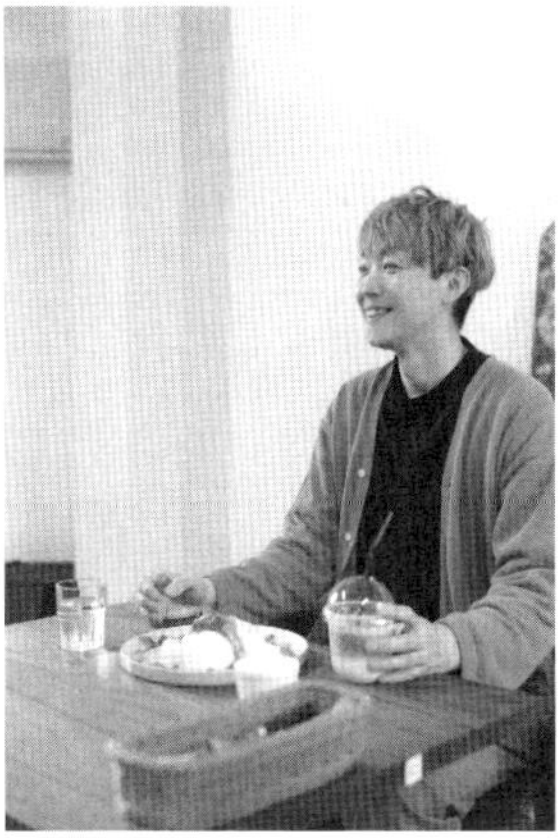

薮口亮太（やぶぐち・りょうた）

理学療法士/整体師
病院勤務を辞めて整体院碧を開業し、あっという間に年商2000万円！2023年度は年商3000万円へ。

サロンは全国ファッション誌sweetやMOREにも掲載され、約２～３週間先まで予約待ち、土日は約１ヶ月待ち。InstagramやYouTubeのフォロワー数も上昇中。

現在は株式会社AOI corporationを立ち上げて、整体院経営に加え、美容セラピストのための学べる学校「トータル美容セラピスト協会」を運営。講座も好評。インフルエンサーとして企業様の商品PR活動も行っている。

2023年8月に2店舗目を姫路大津にオープン予定、7月にプレオープン予定。

Instagram　https://instagram.com/seitai_aoi5

LINE　https://lin.ee/Dyl7unA

現役《げんえき》理学療法士《りがくりょうほうし》を成功《せいこう》に導《みちび》いた碧式《あおいしき》メソッド
1日《にち》たった5時間《じかん》の営業《えいぎょう》で
一番店《いちばんてん》になった理由《りゆう》

2023年7月24日　初版第1刷

著者　藪口亮太《やぶぐちりょうた》

発行人　松崎義行
発行　みらいパブリッシング
〒166-0003 東京都杉並区高円寺南4-26-12 福丸ビル6F
TEL 03-5913-8611　FAX 03-5913-8011
https://miraipub.jp　mail：info@miraipub.jp

企画　田中英子
ブックデザイン　則武 弥（paperback Inc.）
発売　星雲社（共同出版社・流通責任出版社）
〒112-0005 東京都文京区水道 1-3-30
TEL 03-3868-3275　FAX 03-3868-6588
印刷・製本　株式会社上野印刷所

ISBN978-4-434-32424-6 C0034